生殖の生命倫理学
Reproductive Bioethics
― 科学と倫理の止揚を求めて ―

京都大学名誉教授
森　崇　英
著

永井書店

序文

　1978年7月25日世界初の体外受精児の誕生のニュースが全世界を駆け巡ったが、私は比較的冷静な気持ちで受け止めた。それより2年前からこの方面の基礎研究を手掛けていたので、来たるべきものが来たという感じであった。

　この報道の興奮が次第に治まると、それに続いた影響が社会に広がった。ひとつには、この新しい生殖科学技術の臨床応用によって、それまで手の打ちようがないと考えられていた難治の不妊患者に新しい光明がもたらされたことである。不妊の原因は多彩であるが、この新しい生殖補助医療技術の登場によって、挙児の宿願が叶えられるという現実味が不妊夫婦の間に広がったのである。その後20年の間、関連した多くに技術が派生して、20世紀の終りまでにまたたく間に生殖補助医療の技術体系ができあがり、今日では不妊治療の最後の手段となっている。

　もうひとつの重要な反応は、この医療技術を巡る倫理問題が不可避的に提起されたことである。標準的な体外受精技術を基本にして、さまざまな新しい工夫が報道されるたびに、倫理的な是非を巡って賛否両論が渦を巻いた。その都度臨床医として、また研究者としての立場から思索を重ねてきた積りではあるが、正直、何となく釈然としない感が残ることもあった。何故だろうか。

　歴史的な必然性をもって出現したこの生殖補助医療技術に長年身を置いてきた者の一人として、この技術が本邦の生殖医療に適正に受け入れられることを願わずにはいられない。一般の臨床医学では生命科学と技術はより高いものを求めて常に進化し、生命倫理的にも「善なること」として歓迎される。ところが生殖の科学技術は必ずしもそうではない。この点が一般の医療技術との本質的な違いであることが見え始めた。これは突き詰めれば、人間の死を扱うか生を扱うかの違いである。かつて、脳死を巡っては、脳死臨調をはじめ濃密な社会的議論が起こったが、「いのち」の誕生については本格的な議論はあまり行われて来なかったのではないだろうか。

　人命の誕生を取り扱う生殖医療では、「生きること」ではなく「生まれること」の倫理があまりにも難しいために、生殖の科学技術に一定の倫理価値を決め難いことは確かであろう。医の倫理学は体系づけられつつあるが、生ま

れることに対する人間学、つまり生殖の生命倫理学はまだ存在しない気がする。

　生殖に関する生命科学は、ES細胞とクローン技術の登場により今日節目を迎えている。　実施面でも、治療周期数では今や日本は体外受精大国となったが、医療内容の質や実施体制面では多くの課題を抱え、それを乗り越えようとする機運が生まれはじめた。この時期に、明日の生殖補助医療があるべき将来の方向性を模索するため、生殖医療の科学と倫理を如何にして止揚するか、それを求めることが本書を世に出す動機である。

　執筆にあたり、毛利秀雄東京大学名誉教授、豊田裕北里大学名誉教授、柳町隆造ハワイ大学名誉教授、久保春海東邦大学教授から、数々のご教示を頂いた。また、三菱化学生命研　野瀬俊明博士とコーネル大学　竹内巧博士からは貴重な写真のご提供を受けた。これらの方々に厚くお礼申し上げます。

平成16年9月

著　者

CONTENTS

第1章 生殖医科学の歴史の流れ

- A．生殖生物学の揺籃期―古代から受精現象の発見まで …………… 1
  - 1．ギリシャ時代の二人の医聖 ……………… 2
  - 2．卵胞の発見と卵子学説 ……………… 3
  - 3．精子の発見と精子学派 ……………… 4
  - 4．排卵現象と卵子の発見 ……………… 4
  - 5．受精の発見 ……………… 5
- B．体外受精学の勃興と展開―体外受精学の成立 …………… 6
  - 1．精子受精能獲得の発見 ……………… 7
  - 2．先体反応の発見 ……………… 8
  - 3．卵成熟分裂促進因子の発見 ……………… 8
  - 4．卵細胞質の成熟 ……………… 9
  - 5．培養系の確立 ……………… 10
  - 6．2-cell block ……………… 10
  - 7．卵細胞質内精子注入法 intracytoplasmic sperm injection (ICSI) の基礎研究 … 10
- C．ヒト体外受精への道のり …………… 12
  - 1．ヒト体外受精の幕開け ……………… 12
  - 2．ケンブリッジ学派の貢献 ……………… 12
  - 3．海外における体外受精 ……………… 14
  - 4．本邦における体外受精 ……………… 14
- D．生殖補助医療技術 (ART) 体系の樹立 …………… 15
  - 1．不妊治療体系としてのART ……………… 15
  - 2．ARTの内容 ……………… 15
    - 1) 調節卵巣刺激 /2) 卵管内移植 /3) 凍結保存 /4) 顕微授精 /
    - 5) アンドロロジー領域のART/6) 着床前遺伝子診断と胚スクリーニング
- まとめ …………… 17

第2章 配偶者間の生殖補助医療

- A．体外受精の導入との係わり …………… 21
  - 1．ことの始まり ……………… 21

2．徳島大学医学部倫理委員会 ……………………………………………… 22
　　3．ことの顛末 ………………………………………………………………… 23
　　4．国会での議論 ……………………………………………………………… 25
　　5．わたしの言い分－朝日新聞編集委員の取材に応じて－ ……………… 25
　B．日本産科婦人科学会の対応 ………………………………………………… 27
　　1．「体外受精・胚移植」に関する見解 …………………………………… 27
　　2．生殖補助医療の年次集計 ………………………………………………… 28
　　3．診療・研究に関する倫理委員会の組織強化 …………………………… 28
　C．妊娠率の低迷と費用 ………………………………………………………… 30
　　1．生産率（生児獲得率）の低迷 …………………………………………… 30
　　2．人　口　動　態 …………………………………………………………… 31
　　3．費用の公的援助 …………………………………………………………… 31
　D．多　胎　妊　娠 ……………………………………………………………… 33
　　1．多胎の発生頻度 …………………………………………………………… 33
　　2．日本産科婦人科学会の対応 ……………………………………………… 34
　E．減胎（数）手術 ……………………………………………………………… 35
　　1．発　　　端 ………………………………………………………………… 35
　　2．日本受精着床学会のシンポジウム「減数手術」 ……………………… 35
　　3．日本母性保護産婦人科医会の提案 ……………………………………… 36
　　4．厚生労働省・生殖補助医療専門委員会／部会の見解 ………………… 37
　F．流　　　産 …………………………………………………………………… 38
　　1．頻度と母体年齢依存性 …………………………………………………… 38
　　2．生　殖　ロ　ス …………………………………………………………… 39
　　3．分子遺伝学的分析技術 …………………………………………………… 40
　　4．ヒト胚の細胞遺伝（染色体異常）のあらまし ………………………… 40
　　5．ヒト卵子の細胞遺伝（染色体異常）のあらまし ……………………… 42
　　6．ヒト精子の細胞遺伝（染色体異常）のあらまし ……………………… 43
　G．顕微授精 Intracytoplasmic Sperm Injection（ICSI） …………………… 44
　　1．生殖医療上の意味 ………………………………………………………… 44
　　2．精子形成の細胞遺伝（Y染色体異常）と分子遺伝（関連遺伝子群） … 44
　　3．ICSIの適応 ………………………………………………………………… 45
　　4．ICSI患者へのカウンセリング …………………………………………… 47
　H．着床前診断 …………………………………………………………………… 48
　　1．着床前胚診断とは ………………………………………………………… 48
　　2．着床前胚スクリーニング ………………………………………………… 48
　　3．着床前診断に対する各国の対応 ………………………………………… 49
　　4．日本産科婦人科学会の対応 ……………………………………………… 50
　　5．投げかけられた倫理問題 ………………………………………………… 51
　ま　と　め ……………………………………………………………………… 52

第3章　非配偶者間の生殖補助医療

- A．背　景 …………………………………………………… 55
  - 1．卵提供や代理出産を海外に求める不妊夫婦 ………… 55
  - 2．国内情勢 …………………………………………… 55
  - 3．諸外国における対応 ……………………………… 56
- B．非配偶者間ART実施体制の検討 ………………………… 58
  - 1．厚生労働省と法務省の対応 ……………………… 58
  - 2．日本産科婦人科学会と日本受精着床学会の対応 …… 60
- C．非配偶者間ARTに対する倫理認識 ……………………… 61
  - 1．ヒト生殖の尊厳 …………………………………… 61
  - 2．現場主義 …………………………………………… 62
  - 3．社会医学的意義 …………………………………… 64
- D．代理懐胎 ………………………………………………… 66
  - 1．代理出産 …………………………………………… 66
  - 2．代理母 ……………………………………………… 68
- E．卵子と胚の提供 ………………………………………… 69
  - 1．卵子提供 …………………………………………… 69
  - 2．胚提供 ……………………………………………… 69
- F．非配偶者間ARTに共通した倫理問題 …………………… 71
  - 1．出自を知る権利 …………………………………… 71
  - 2．匿名性 ……………………………………………… 72
  - 3．対価 ………………………………………………… 72
- まとめ ……………………………………………………… 73

第4章　生殖エンジニアリング

- A．生殖エンジニアリングの概念 …………………………… 79
  - 1．背　景 ……………………………………………… 79
  - 2．生殖エンジニアリングの定義 …………………… 80
  - 3．生殖エンジニアリングの目的別種類 …………… 81
  - 1．人工子宮 …………………………………………… 82
- B．卵細胞質移入 …………………………………………… 82
  - 1．遺伝子刷り込み …………………………………… 82
  - 2．ミトコンドリアDNA (mtDNA) …………………… 83
  - 3．卵細胞質移入の原理－卵の部分的若返り法 …… 83

4．卵細胞質移入の科学的評価 ‥‥‥‥‥‥‥‥‥‥‥‥‥‥‥‥‥‥ 84
　C．核　移　植 ‥‥‥‥‥‥‥‥‥‥‥‥‥‥‥‥‥‥‥‥‥‥‥‥‥‥‥ 85
　　　1．自己卵核移植 ‥‥‥‥‥‥‥‥‥‥‥‥‥‥‥‥‥‥‥‥‥‥‥‥ 85
　　　2．夫婦間受精胚の割球核移植―受精胚クローニング ‥‥‥‥‥‥‥ 86
　　　3．自己体細胞移植による配偶子作成法 ‥‥‥‥‥‥‥‥‥‥‥‥‥ 87
　　ま　と　め ‥‥‥‥‥‥‥‥‥‥‥‥‥‥‥‥‥‥‥‥‥‥‥‥‥‥‥‥ 88

第5章　生殖の生命倫理学

　A．生殖医学・医療の倫理的特性 ‥‥‥‥‥‥‥‥‥‥‥‥‥‥‥‥‥‥ 91
　　　1．ARTの生殖医学的意義 ‥‥‥‥‥‥‥‥‥‥‥‥‥‥‥‥‥‥‥ 91
　　　2．倫理の原点と生殖医療の倫理特性 ‥‥‥‥‥‥‥‥‥‥‥‥‥‥ 92
　　　3．生殖医療・医学における生命観―相対観の導入 ‥‥‥‥‥‥‥‥ 93
　　　4．生殖医学の倫理規範 ‥‥‥‥‥‥‥‥‥‥‥‥‥‥‥‥‥‥‥‥ 93
　B．生命倫理学の成立と発展 ‥‥‥‥‥‥‥‥‥‥‥‥‥‥‥‥‥‥‥‥ 94
　　　1．ギリシャ哲学にみる医の倫理 ‥‥‥‥‥‥‥‥‥‥‥‥‥‥‥‥ 94
　　　2．ヨーロッパ倫理思想の系譜 ‥‥‥‥‥‥‥‥‥‥‥‥‥‥‥‥‥ 95
　　　3．アメリカ生命倫理学 ‥‥‥‥‥‥‥‥‥‥‥‥‥‥‥‥‥‥‥‥ 96
　　　4．現代の生命倫理学 ‥‥‥‥‥‥‥‥‥‥‥‥‥‥‥‥‥‥‥‥‥ 97
　C．ヒト胚研究の生命倫理 ‥‥‥‥‥‥‥‥‥‥‥‥‥‥‥‥‥‥‥‥‥ 98
　　　1．ヒト受精胚の倫理認識 ‥‥‥‥‥‥‥‥‥‥‥‥‥‥‥‥‥‥‥ 98
　　　2．研究対象としての前胚 ‥‥‥‥‥‥‥‥‥‥‥‥‥‥‥‥‥‥‥ 99
　　　3．ヒト受精胚の法規定 ‥‥‥‥‥‥‥‥‥‥‥‥‥‥‥‥‥‥‥‥ 100
　　　4．ヒト受精胚研究の生命倫理 ‥‥‥‥‥‥‥‥‥‥‥‥‥‥‥‥‥ 100
　D．人クローン胚と特定胚の研究 ‥‥‥‥‥‥‥‥‥‥‥‥‥‥‥‥‥‥ 103
　　　1．クローン羊誕生の意味するもの ‥‥‥‥‥‥‥‥‥‥‥‥‥‥‥ 103
　　　2．クローン技術規制法と特定胚指針 ‥‥‥‥‥‥‥‥‥‥‥‥‥‥ 103
　　　3．人クローン胚 ‥‥‥‥‥‥‥‥‥‥‥‥‥‥‥‥‥‥‥‥‥‥‥ 105
　E．胚性幹（ES）細胞と胚性生殖（EG）細胞の研究 ‥‥‥‥‥‥‥‥‥ 107
　　　1．生殖医学研究に関する規制 ‥‥‥‥‥‥‥‥‥‥‥‥‥‥‥‥‥ 107
　　　2．胚性幹（ES）と胚性生殖（EG）細胞研究の枠組みと意義 ‥‥‥ 107
　　　3．ES/EG細胞の倫理認識 ‥‥‥‥‥‥‥‥‥‥‥‥‥‥‥‥‥‥‥ 108
　F．生殖エンジニアリングの生命倫理 ‥‥‥‥‥‥‥‥‥‥‥‥‥‥‥‥ 109
　　　1．生殖エンジニアリングとは ‥‥‥‥‥‥‥‥‥‥‥‥‥‥‥‥‥ 109
　　　2．配偶子に対する倫理認識 ‥‥‥‥‥‥‥‥‥‥‥‥‥‥‥‥‥‥ 109
　　　3．ヒトゲノムの意義 ‥‥‥‥‥‥‥‥‥‥‥‥‥‥‥‥‥‥‥‥‥ 110
　　　4．胚と配偶子の帰属 ‥‥‥‥‥‥‥‥‥‥‥‥‥‥‥‥‥‥‥‥‥ 111
　G．生殖生命倫理学 ‥‥‥‥‥‥‥‥‥‥‥‥‥‥‥‥‥‥‥‥‥‥‥‥ 112

まとめ ……………………………………………………………… 113

第6章 生殖医療の実施体制

A．生殖医療のチーム診療体制 ……………………………………… 117
　1．チーム医療の必要性 …………………………………………… 117
　2．チームの構成員と役割分担 …………………………………… 117
　　　　1) 生殖医療専門医 /2) 生殖専門看護師 /
　　　　3) 生殖医療コーディネーター /
　　　　4) 胚培養技術者 (胚培養士 / 臨床エンブリオロジスト) /
　　　　5) 生殖医療心理カウンセラー (臨床心理士) /6) 生殖遺伝カウンセラー
B．実施体制に関する考察 …………………………………………… 121
　1．直面する倫理課題 ……………………………………………… 121
　2．生殖医療は少子化対策の国策医療たるべし ………………… 122
　3．カウンセリング体制の整備 …………………………………… 124
　4．ART 施設の標準化 …………………………………………… 124
　5．平成14年分の ART 治療成績 ………………………………… 126
C．生殖医学機構 (仮称) 設置の提唱 ……………………………… 127
　ま　と　め ………………………………………………………… 128

付　　録　　日本不妊学会沿革史・年表 ……………………………… 129
索　　引 ……………………………………………………………… 133

第1章　生殖医科学の歴史の流れ

A．生殖生物学の揺籃期
B．体外受精学の勃興と展開
C．ヒト体外受精への道のり
D．生殖補助医療技術体系の樹立

●●● A　生殖生物学の揺籃期－古代から受精現象の発見まで（表1-1）

　人類の歴史は食と健康と生殖をめぐる歴史であった．自然科学や生命科学もこれらを巡って発展してきた．心と身体の健康は個々の人間の生存に，生殖は種の存続に直接係る重大な関心事であり続けてきた．生殖医療・医学の今日的意味を問い，明日の在り方を考えるため，歴史が何を語っているかを，改めて訊ね直してみたい．

表1-1　生殖生物期の揺籃期－古代から受精の発見まで－

年　代	報告者	業　績	記　録
西暦前5世紀	Hippocrates	ヒポクラテスの誓い ars longa vita brexis	ヒポクラテス全集（医神エスキュラピウス学派の集大成）
西暦前4世紀	Aristoteles	seed and soil 説，精子後成説	Historia Animalium
1555年	Vesalius	卵胞の発見（解剖図）	Fabrica
1561年	Fallopius	卵管の発見	Observationes Anatomicae
1596〜1650年	Decartes	哲学的生物学に基づく生命の自然発生説	人体論
1651年	Harvey	卵子説 ex evo omni，後成説の萌芽	De Generatione Animalium
1672年	de Graaf	卵胞と黄体の発見	De Mulierum Organis
1678年	van Leeuwenhoek	精液中の小動物（精子）の発見	Philosophical Transactions
1784年	Spallanzani	カエル発生には精子の aura seminaris が必要（イヌの人工授精を初めて試む）	
1827年	von Baer	卵丘中の卵子の発見　ovum と命名	De Ovi Mammalium et Hominis Genesi
1873年	Newport	カエルで受精現象を発見	
1875年	Hertwig	ウニで受精現象を発見，受精の定義	Morph Jahrbuch
1875年	van Beneden	ウサギで受精現象を発見	Bull Acad Belg Cl Sci

1 ギリシャ時代の二人の医聖

古代ギリシャ時代には2人の医聖がいた．一人はヒポクラテス（Hippocrates，BC460～375），もう一人はアリストテレス（Aristoteles，BC384～322）である．ヒポクラテスが医聖と崇められたのは有名なヒポクラテスの誓いによってである（図1-1）．医師として全身全霊を患者のために捧げることを医神エスキュラピウスと太陽神アポロに誓った言葉は，医師の倫理規範の原点となり，第二次世界大戦後までの凡そ2,500年間，主観主義倫理の基本原理として受け継がれ，今もなお生きている．（医）術とこしえにして命短しars longa vita brevis という箴言を残している．

もう一人の医聖アリストテレスは哲学者プラトンにも師事し，それまでの占い医術から脱却して合理主義を導入した経験医学を樹立し，サイエンスとしての医学の開祖となった．生命の発生について，その著『動物の歴史 Historia Animalium』の中で，種と畑説 seed and soil theory を提唱している．オスは種を与える者，メスはそれを育てる土壌であって，交尾によってオスの種がメスの体の中に入り，土壌となるカタメニア catamenia（月経塊）で育って子になるという考えである．この学説は，植物の繁殖にヒントを得たのであろうが，動物の発生の源は精子であるという点では精子説 animaculism であるが，精子が変態して胎児や成体になるという意味では後成説 epigenesis の立場にたつもので，精子後成説と言える．この学説は以後16世紀半ば卵子説の出現に至るまでの凡そ2,000年の間，精子説として動物発生の中心教条となって人々に信奉された．

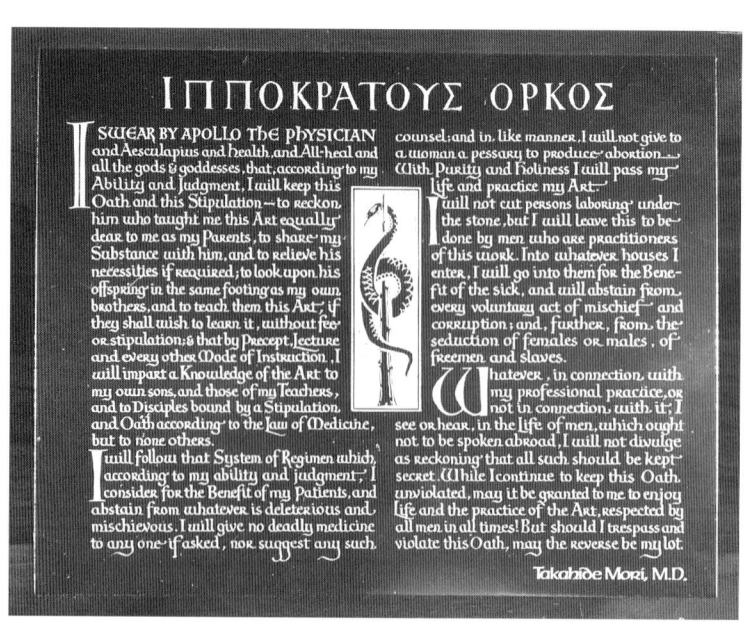

図1-1 ヒポクラテスの誓い

ローマ時代には教皇の後ろ盾を得たガレノス医学が勃興してきたが，内容的にはギリシャ医学を引き継ぐに止まり，5世紀後半，西ローマ帝国の滅亡後は，ヘレニズム文明の拠点となったアレキサンドリアに引き継がれて人体解剖が行われていた．

2 卵胞の発見と卵子学説

中世の暗黒時代を経てルネッサンス期に入ると，生殖現象も自然科学の目でみる機運が高まってきた．その手法は人体解剖である．16世紀に入って，近世解剖学の祖といわれるブラッセルのヴェサリウス (Andreas Vesalius) は卵胞と黄体を図示しているが，卵管の発見者として有名なファロピウス (Gabriele Fallopius) (卵管のことをFallopian tubeと別称) の後任としてPadua大学解剖学教授となったファブリキウス (Fabricius) は，ニワトリの胚は種と畑の合体の結果生ずるのではなく卵巣で直接作られると，seed and soil 説に異論を唱えた．

ファブリキウスの弟子のハーヴェイ (William Harvey) は，血液循環系の発見という偉業で有名であるが，生命の発生についてもアリストテレスとは逆に卵子説 ovism を提唱した．デカルト (Rene Decartes) が哲学的生物学の立場から自然発生説を主張したのに対し，1651年に出版した著書 De Generatione Animalium の中で，すべての命は卵から omni vivum ex ovo と説き，すべての動物の小型の原型（入れ子）が卵の中に内蔵されているとし，前成説

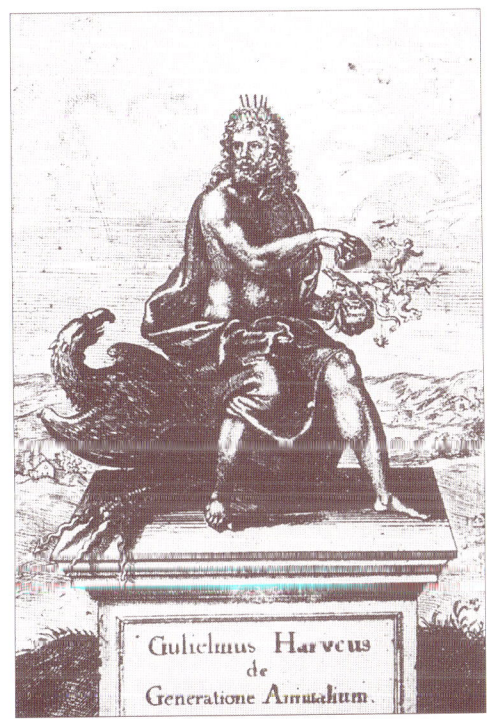

Frontispiece to William Harvey's De gonoratione animalium, 1651. Zeus holds an egg bearing the inscription Ex ovo omnia and liberating living beings of various species. From this inscription originated the epigram, often attributed to Harvey, Omne vivum ex ovo.

図1-2 William Harvey 著「動物発生論」の扉頁

に立った卵子起源説を展開した（図1-2）．しかし，卵の存在はどうもはっきりしなかった．

ハーヴェイの誤りを最初に指摘したのはスウェーデンの司祭ステンセン（Niels Stensen）であった．さらに卵胞の発見で有名なオランダのグラーフ（Renier de Graaf）は1672年出版の著書の中で，卵胞の存在はすでに16世紀にヴェサリウスやファロピウスが記載していることを認めた上で，小球体 globular bodies（今日の黄体 corpus luteum）について詳細な記載を残している．したがって，生殖科学史上の彼の業績は卵胞ではなくむしろ黄体の発見であるといえよう．ともあれ，ステンセンやグラーフは卵胞が卵子そのものであると誤認したものの，精子を受け入れた卵胞だけが卵巣から離断されて胎仔になると考えた点で，ハーヴェイの入れ子説とは一線を画した卵子後成説といえる．ここに受精という概念の萌芽がみられる．彼らは卵子学派 ovist school と呼ばれ，アリストテレスの流れを汲む精子学派 animaculist school との間に受精現象の発見まで激しい論争を繰り広げた．

3　精子の発見と精子学派

精子の発見者はオランダのレーヴェンフック（Antoni van Leeuwenhoek）とされている．彼は自作の顕微鏡を使って微生物を観察していたところ，ライデン大学の医学生から性病患者の精液中に動く小動物 animacules の存在を知らされた．そこで健康男性の精液を観察して小動物を見つけ，性病とは関係なく存在するとして，1678年イギリスの Physiological Transactions という学術誌に発表した．当時ハーヴェイの卵子説が一般に流布されていたが，レーヴェンフックによる小動物の発見は，精子が成体動物の微小原型であるとする精子学説の証拠であるとして，精子学派の代表格として論争した．

4　排卵現象と卵子の発見

卵子の発見よりも排卵現象の発見が先行している．グラーフ卵胞の記載から25年後の1697年，マルピギー（Marcello Malpigi）は卵胞の中に粟粒様の構造物（恐らく卵丘）を肉眼で観察している．その後，卵巣の生理機能に関心が寄せられたが，見るべき成果が挙がらないまま一世紀が経過した．18世紀末になって，ウサギでは交尾によって卵胞の離断（恐らく排卵）が誘起されることが，子宮角の結紮実験から明らかにされ，これが排卵現象の最初の発見といえる．19世紀に入って二人のフランス人学者が，イヌを用いた実験から卵子と小動物（精子）の合体は卵胞の離断，つまり排卵の後に起こることを確認し，グラーフ卵胞は卵子そのものではなく卵子を含む構造物であって，卵胞液は卵子を子宮に送るためのものと考えた．

この発見に刺激されたベアー（Karl Ernst von Baer）は同じくイヌを使って卵胞を詳しく観察し，1827年卵丘内に卵子の存在を突き止めて，卵子 ovum と命名した．1827年驚くほど克明な卵胞と卵子の顕微鏡図柄「De Ovi Mammalium et Hominis Genesi」を世に出し

A．生殖生物学の揺籃期

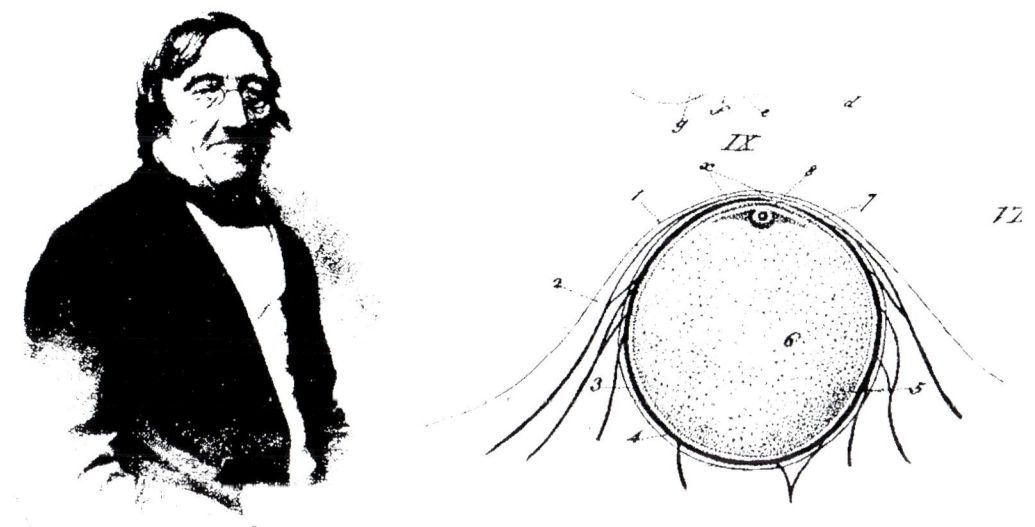

図1-3
左図：Karl Ernst von Baer(1792～1876)．哺乳動物卵子の発見者
(Harold Speert著：Obstetrics and Gynecology - A History and Iconography Parthenon Publishing，2004より引用)
右図：ベアーの描いた卵子のスケッチ．イヌの卵管内に卵丘細胞(discuss proligerus)に囲まれた小さな粒子を発見し，同じものが卵巣の卵胞中にもあることを確かめ，ovum(卵子)と命名した．
(Zuckeman L and Weir BJ編：The Ovary Vol1，RV Short；Discovery of the ovaries．Academic Press，1977より引用)

ている(図1-3)．ベアーの結論は，Omne animal quod coitu maris et feminae gignitur, ex ovo evolvitur (Every animal which is generated by coitus of male and female is evolved from an egg.)で，ハーヴェイの卵子学説の域を出ないのではないかとも考えられる．しかし重要なことは，卵子は合体の産物ではなく合体の要素であるという考えを持っていたことで，そこに受精という概念の萌芽がみられる．彼はまた精子を精液に寄生する扁形動物セルカリア Cercaria 属の変種とし spermatozoa と命名した．

5 受精の発見

1784年スパランツァーニ(Lazzaro Spallanzani)はカエルで受精現象を実験的に観察したが，卵子前成説の立場をとっていた彼は，微小動物から出た精気アウラ aura seminaris によって起こる現象と考えた．1824年にこの実験を追試したプレヴォスト(Prevost)とデュマ(Dunas)はアウラのせいでなく，小動物そのものが卵子と合体すると唱え，精子の役割の第一発見者となった．しかし，受精現象そのものの発見にはなお半世紀の時間を要した．

精子と卵子の発見，加えて動物の発生には両者の合体が必要であるとの知見が得られるにつれ，それまでの精子説，卵子説を越えて両者の合体を検証する研究が台頭してきた．そし

て1840年バリー（Martin Barry）は，ウサギでは交尾して10時間後に排卵が起こり，精子が卵子の中に入るのを観察している．1873年ニューポート（Newport）は，カエル卵と合体する主体は精液の液状部ではなく，精子自身が運動して囲卵腔と卵黄内に入るのを初めて確認した．2年後の1875年ハートヴィック（Oscar Hertwig）がウニで卵子内に侵入した精子の運命を追跡して，精子由来の核と卵子由来の核との結合を明らかにした上で，「受精は性分化を遂げた核の融合である」と定義した．同年，体内受精動物であるウサギについてもベネデン（van Beneden）が同様の観察を報告するに及んで，動物の発生に受精が普遍的な現象であることが認識され，ここに受精という生殖生物学上の画期的な基本概念が確立した．この時点で前成説，精子説，卵子説ともに過去のものとなった．精子の発見から約200年，卵子の発見から約50年後のことである．

●●● B　体外受精学の勃興と展開－体外受精学の成立（表1-2）

　受精現象の発見が契機となって，体内受精を常とする哺乳動物の受精を，体外で再現しようとする試みが生殖生物学の次の目標となった．各種実験動物や家畜の体外受精が試みられ，いわば体外受精学の夜明けといえる．受精現象の発見から精子受精能獲得の発見までの三半

表1-2　体外受精の勃興と展開－体外受精学の成立－

年代	報告者	業績	記録
1878年	Schenk	ウサギ卵胞卵の体外受精	王立ウィーン発生学研究所紀要
1934年	Pincus and Enzmann	ウサギ卵胞卵の体外受精と発生	J Exp Med
1949年	Hammond Jr	マウス8細胞期胚の体外発生	
1951年	Chang	ウサギで精子受精能獲得の発見	Nature
1951年	Austin	ラットで精子受精能獲得の発見，capacitationと命名	Austral J Res Ser B
1954年	JC Dann（團　仁子）	ヒトデ精子の先体反応を発見	Biol Bull
1958年	Austin and Bishop	哺乳動物の先体反応を発見，cacacitationと命名	Nature
1962年	Hiramoto	ウニでのICSI	Exp Cell Res
1963年	Yanagimachi and Chang	ハムスターの体外受精	Nature
1968年	Whitten	マウス体外受精系の確立　乳酸の重要性を発見	
1968年	Whittingham	マウス体外受精	Nature
1969年	Bavister	合成培地組成についての理論	Biol Reprod
1971年	Toyoda, Yokoyama and Hoshi	マウス体外受精用合成培地（TYH培地）の開発	Jap J Anim Reprod
1972年	Ogawa, Satoh et al	ウサギ体外受精用合成培地の開発	Nature
1976年	Katagiri	カエルでのICSI	
1977年	Uehara and Yanagimachi	ハムスターでのICSI	Biol Reprod
1989年	Bavister	ハムスター胚2細胞期発生停止の解除	Gam Res
1990年	Goto et al	ウシでのICSI	Vet Res

B．体外受精学の勃興と展開

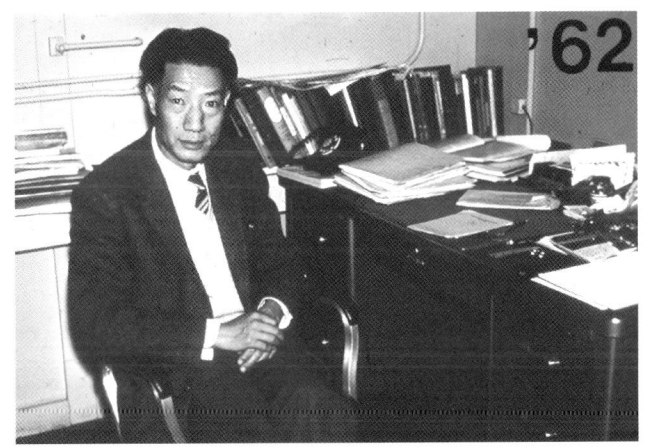

図 1-4　MC Chang 博士
1951 年 ウ スタ 実験生物学研究所時代にウサギで精子の受精能獲得現象を発見したことで有名．柳町隆造博士をはじめ多くの日本人研究者が師事した（柳町隆造博士提供）．

世紀の間は，精子成熟の機能と形態の変化に関する精子学の研究が主流であった．精子受精能の発見が先導役となって，体外受精学ともいえる生殖生物学の領域が自然発生的に拓かれたといえよう．精子受精能の発見以後のおよそ 20 年間の 1950 年代から 60 年代は，卵子成熟に関する卵子学と体外受精培養系の確立を目指した体外受精学の黄金時代と Bavister は呼んでいる．この間にヒト体外受精に関する基礎が築かれた．

1　精子受精能獲得 sperm capacitation の発見

体内受精動物では卵胞卵や射出精子をそのまま体外受精しても成功しなかった．その理由ははっきりしなかったものの，体内受精動物の受精現象を体外で再現するためには，射出精子がメス性管内で一定の変化を遂げることが必要であることを意味している．そこで，体外受精学の次の目標は，この精子の変化の本態の解明でむしろ精子学が主流であった．

精子の受精能獲得というのは，文字通り射出精子が受精し得る能力を獲得するための機能的な変化のことである．偶然にも 1951 年の同じ年に，米国のチャン（MC Chang）（図 1-4）とオーストラリアのオースチン（CR Austin）がそれぞれ独立にこの現象を見い出した．チャンはウサギ，オースチンはラットを用いて，受精が起こるためには交尾後精子がメス性管内に一定時間留まることが必要であると指摘し，このときに起こる精子の機能的な変化をオースチンは受精能獲得 sperm capacitation と命名した．受精能獲得の発見はその後の体外受精学に飛躍的な発展をもたらす契機となり，1950〜60 年代は前述のように体外受精の黄金時代といわれるほどである．

2 先体反応 acrosome reaction の発見

先体というのは精子頭部に帽子のように被っている構造物で，通常の細胞にみられるライソソームに相当し，中には酵素が詰まっている．1958年オースチンとビショップ（Bishop）はモルモットやハムスターの精子が卵の透明帯を貫通する様子を位相差顕微鏡で観察中，先体が消失することを認め，この現象を先体反応 acrosome reaction と名付けた．

受精における先体反応の意味は，精子が透明帯の外側に接着することが刺激となって起こるので，先体内から放出される酵素の作用によって透明帯が溶解し，精子の運動能と協同して貫通に関係していると考えられた．先体反応は体外，体内受精をする動物に共通してみられるのに対し，受精能獲得は哺乳動物などの体内受精動物にしかみられないので，両者は連続した事象ではあるが独立した生殖科学的意味をもった現象であるといえる．なお，1954年に團ジーンはヒトデ精子の先体反応を観察している．

3 卵成熟分裂促進因子 meiosis promoting factor（MPF）の発見

卵の成熟も受精が成立するための必須条件であるが，精子学の時代には卵子側の受精条件の解明が障壁として残っていたので暗中模索の状況にあった．卵成熟は極体を放出する点で精子成熟と異なり，細胞質の分割を伴わない点で体細胞分裂とも異なる．卵成熟は黄体化ホルモンの刺激で細胞質成熟，核成熟，卵膜成熟が少しづつ時相を異にして起こる．

世界最初の体外受精児の誕生に遡ること100年の1878年，ウィーン大学のシェンク（SL Schenk）がウサギ卵胞卵と精巣上体精子を用いて極体の放出と分割卵を得たと報告した（図1-5）．これが哺乳動物における体外受精・胚発生の嚆矢とされるが，単為発生もあり得るので厳密な意味で有性の受精と発生かどうか疑義がもたれている．

また，1934年ピルの開発で有名なピンカス（Gregory Pincus）とエンツマン（EV Enzmann）は，ウサギ卵胞卵を体外環境に移すだけで自発成熟 spontaneous maturation が起こると報告した．その機序は卵胞内に存在する成熟抑制物質からの解放によると考え，後にその正体が卵丘細胞で造られるcAMPであることが明らかにされたものの，LHで誘導される体内成熟卵とは受精後の発生能が異なるので，単為発生や多精子受精ではないという確証はなかった．

卵核胞崩壊 germinal vesicle breakdown（GVB）と第一極体の放出に代表される核成熟によって染色体の半数化がもたらされる．その分子機構解明の糸口となったのは，成熟分裂促進因子 meiosis（M - phase）promoting factor（MPF）の発見であった．1971年，カナダ留学中のY Masui（増井禎夫博士）がマーカート（CL Markert）の下で研究していたとき，カエル成熟卵の細胞質を未熟卵に注入するとGVBが誘導される事実を突き止めた．さらに，成

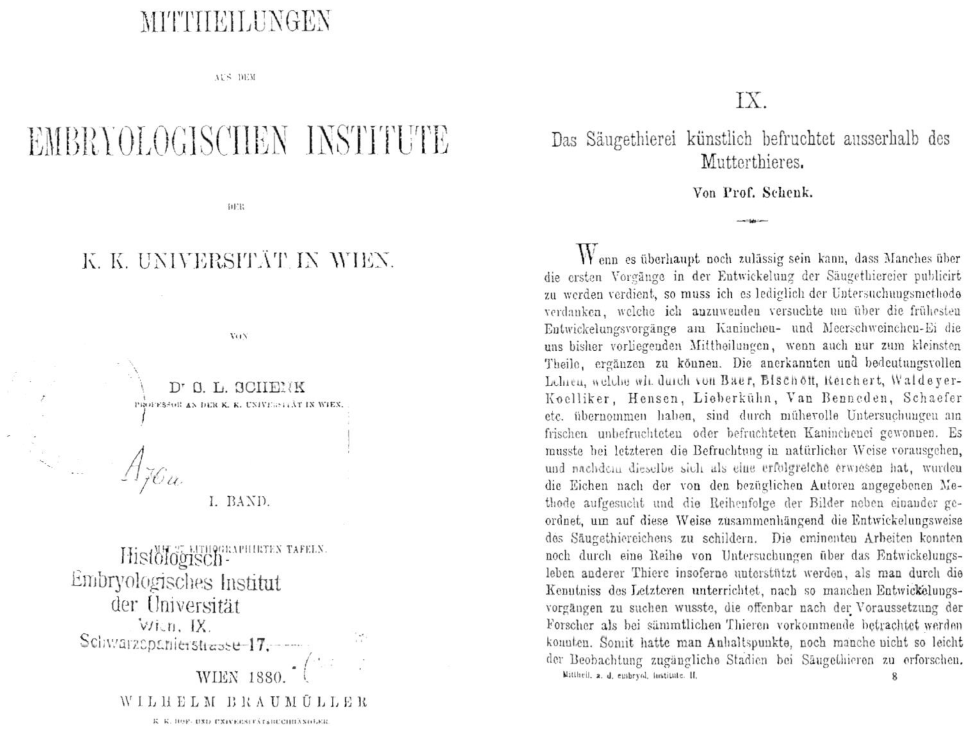

MITTHEILUNGEN

AUS DEM

EMBRYOLOGISCHEN INSTITUTE

DER

K. K. UNIVERSITÄT IN WIEN.

VON

Dr S. L. SCHENK

PROFESSOR AN DER K. K. UNIVERSITÄT IN WIEN.

I. BAND.

MIT 27 LITHOGRAPHIRTEN TAFELN.

Histologisch-Embryologisches Institut der Universität Wien, IX. Schwarzspanierstrasse 17.

WIEN 1880.

WILHELM BRAUMÜLLER

K. K. HOF- UND UNIVERSITÄTSBUCHHÄNDLER.

IX.

Das Säugethierei künstlich befruchtet ausserhalb des Mutterthieres.

Von Prof. Schenk.

Wenn es überhaupt noch zulässig sein kann, dass Manches über die ersten Vorgänge in der Entwickelung der Säugethiereier publicirt zu werden verdient, so muss ich es lediglich der Untersuchungsmethode verdanken, welche ich anzuwenden versuchte um über die frühesten Entwickelungsvorgänge am Kaninchen- und Meerschweinchen-Ei die uns bisher vorliegenden Mittheilungen, wenn auch nur zum kleinsten Theile, ergänzen zu können. Die anerkannten und bedeutungsvollen Lehren, welche wir durch von Baer, Bischoff, Reichert, Waldeyer-Koelliker, Hensen, Lieberkühn, Van Beneden, Schaefer etc. übernommen haben, sind durch mühevolle Untersuchungen am frischen unbefruchteten oder befruchteten Kaninchenei gewonnen. Es musste bei letzteren die Befruchtung in natürlicher Weise vorausgehen, und nachdem dieselbe sich als eine erfolgreiche erwiesen hat, wurden die Eichen nach der von den bezüglichen Autoren angegebenen Methode aufgesucht und die Reihenfolge der Bilder neben einander geordnet, um auf diese Weise zusammenhängend die Entwickelungsweise des Säugethiereichens zu schildern. Die eminenten Arbeiten konnten noch durch eine Reihe von Untersuchungen über das Entwickelungsleben anderer Thiere insoferne unterstützt werden, als man durch die Kenntniss des Letzteren unterrichtet, nach so manchen Entwickelungsvorgängen zu suchen wusste, die offenbar nach der Voraussetzung der Forscher als bei sämmtlichen Thieren vorkommende betrachtet werden konnten. Somit hatte man Anhaltspunkte, noch manche nicht so leicht der Beobachtung zugängliche Stadien bei Säugethieren zu erforschen.

Mittheil. a. d. embryol. Institute. II.　　8

図１-５　ウサギ体外受精に関するシェンク博士の原著論文

（王立ウィーン大学発生学研究所紀要による，Feichtinger 教授提供）

熟卵が第二成熟分裂中期（M II）で停止しているのは，細胞静止因子 cytostatic factor（CSF）によるものであることも見出した．核成熟の物質的基盤を明らかにしたこれらの研究成果は，生殖科学特に卵子学史上画期的な発見と評価される．後に MPF は cdc2 キナーゼとサイクリン B 複合体，CSF は c - mos プロトオンコジーン産物 MOS であることが判明した．

4　卵細胞質の成熟

細胞質の成熟は核成熟を支える重要な役割を果たしているだけでなく，卵子の受精能や着床前胚発生能，そして胎児発育にも大きく関わっており，核成熟に先行して卵の成長過程で獲得される．実際，卵細胞の成長過程で蓄積されるリボソーム RNA は，約 300 倍にも増加する．これらの RNA は冬眠状態にあり発現抑制がかかっているが，大部分は母体効果遺伝子 maternal effect genes の転写産物と考えられている．ポストゲノム時代に入った現在では，細胞質による後成遺伝子修飾 epigenetic gene modification もあるとの知見が得られつつある．卵細胞膜の成熟も卵細胞質に支えられており，その成熟不全は受精障害や多精子受精の原因となる．このように，卵細胞質の成熟は，受精だけでなくその後の胚発生や胎児発育など，卵自身の運命に決定的な意味を持っているかにみえる．

5 　培養系の確立

体外受精学の歴史において各種実験動物や家畜の体外受精と胚発生を可能とする培養系の確立は，研究と応用の両面で重要な役割を果たしてきた．マウスをモデル動物として開発は進められてきたが，精子受精能獲得の発見に先立つ1949年に，ハモンド（John Hammond Jr）がマウス8細胞期胚を胚盤胞に発生させることに成功した．その後ウィッテン（Whitten）が乳酸の重要性に着目し，塩化カルシウムの代わりに乳酸カルシウムを使って，1968年1細胞期から胚盤胞までの着床前胚発生の体外培養に成功した．これが契機となってビガース（Biggers）一派に属するペンシルヴェニア大学のブリンスター（Brinster）は，胚発生のエネルギー要求源がピルビン酸→乳酸→グルコース（8細胞期以後）と段階的に変化するという理論的根拠から，乳酸とピルビン酸をベースとする培地を開発した．他方，経験派のウィッテンも極めてよく似た組成の培地を開発していたので，両者は話し合って1971年BWW培地（Brinster，Whitten，Whittingham）を標準培地として提唱した．

日本でも1971年マウス体外受精用培地としてTY4培地（豊田　裕，横山峰介，星冬四郎）が開発されている．ヒト体外受精でも多種の受精分割培地が開発されているが，胚盤胞培養には受精と初期胚分割用培地と後期胚培養培地を二段階に用いる順次培養系が開発されて広く臨床に使用されてきた．目下，成長因子やサイトカインの添加によって培養効率を高める研究が展開されている．

6 　2-cell block

着床前胚は発生の途中2細胞期に発生が停止する現象がマウスで観察され，ヒトを含めた他の哺乳動物にも多少の時期の相違はあっても共通した現象と認められた．ヒトの場合には4～8細胞期に同じ停止現象が起こる．この発生停止は，胚のゲノム支配が母性から胚性に移行する時期に一致するようである．その分子機構は，細胞分裂促進因子MPFのサブユニットであるcdc2キナーゼのリン酸化が抑制される結果，MPFが活性化され難いためと判明している．2-cell blockを解除するにはEDTA，superoxide dismutase（SOD），TGF-βが有効であることもその後知られてきたが，その有効機序の全貌はなお解明されていない．

7 　卵細胞質内精子注入法 intracytoplasmic sperm injection（ICSI）の基礎研究

不妊症とくに男性不妊の治療に対し，顕微授精なかでもICSIが威力を発揮していることはいまさらいうまでもない．この方法が確立される過程で日本人研究者が大きく貢献していることを見逃すわけにはいかない．1962年ナポリの臨海実験所に留学中の平本幸男博士は，得意の顕微操作を使ってウニ精子を卵細胞質内に注入することにより，ついで1976年に片桐千明博士らが，成熟の各段階にあるカエル卵母細胞に，表面活性剤で除膜した精子を注入

B．体外受精学の勃興と展開

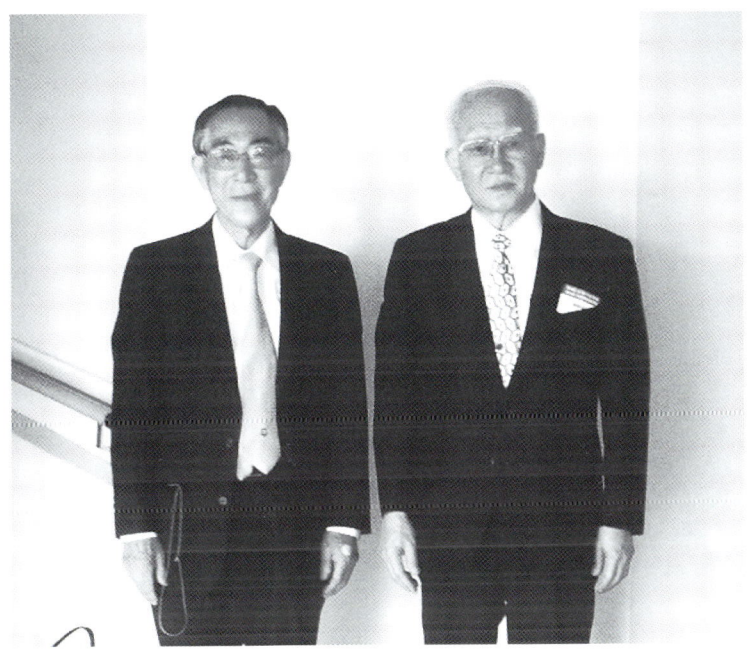

図1-6　柳町隆造博士（左）と著者（右）
　ウースター実験生物学研究所でMC Chang博士に師事し，ハムスターでのICSIに成功など，生殖生物学，体外受精学に多くの業績を挙げている．また，ハワイ大学解剖学教授時代には，多数の日本人生殖生物学者の育成に尽力した．1992年に国際生物学賞を受賞．
（平成16年9月，旭川市における第22回日本受精着床学会における特別講演後に著者と撮影）

して前核が形成されることを観察している．その翌年，上原剛博士は，留学先のハワイ大学柳町隆造教授とともに，体内受精動物であるハムスターでも同様の現象が起こり，しかも精巣上体精子や精巣精子でも可能であることを突き止めた（図1-6）．

　このように，今を盛りのICSIは，生殖の仕組みの共通性を求めて体外受精動物における実験研究に端を発し，体内受精動物に敷衍したのである．これら一連の軌跡は，地道な基礎研究が如何に応用研究の原動力となっているかを物語っている．これら基礎研究の成果は，ヒト顕微授精の先駆者として名声を博しているベルギーのパレルモ（Gianpiero D Palermo，現在はニューヨーク）らの注目するところとなり，1992年臨床応用に成功してから日本に逆輸入された．たとえ本邦で試みようとしても，恐らく安全面でブレーキがかかったに違いない．

●●● C ヒト体外受精への道のり(表1-3)

1 ヒト体外受精の幕開け

不妊治療を目的としたヒト体外受精の臨床前研究は，1948年ハーバード大学のジョン・ロック（John Rock）とメンキン（MF Menkin）によってその扉が開かれた．しかし，受精能獲得が発見される前のこの報告は，卵胞卵の受精と分割が起こったという確かな証拠に欠けるとする見方がある．その後，1953年のコロンビア大学シェトルズ（Shettles）の報告は信頼に足るものであった．ところが，この研究に対する宗教の厳しい倫理批判を受け，シェトルズ自らがコロンビア大学を辞したため，ヒト体外受精研究は中断の止むなきに至った．10年ほど遅れて本邦でも，東邦大学の林基之と楊文勲が1963年ヒト卵胞卵の体外受精に成功したが，大学紛争のためその研究は頓挫した．

2 ケンブリッジ学派の貢献

約10年の空白期間のあと，1963年エドワーズ（Roger G Edwards）教授を中心とするケンブリッジ学派によって，ヒト体外受精研究は再開された．ヒト卵胞卵を体外成熟させたあと体外受精させた信頼すべき成功は，1969年に達成された．

しかし，実際の不妊治療にまでもっていくにはなお幾多の克服すべき問題が残されていた．まず，体外成熟培養では得られた胚の発生能力に限界があるので，体内成熟卵を用いること

表1-3 ヒト体外受精への道のり－ケンブリッジ学派の貢献－

年代	報告者	業績	記録
1944年	Rock and Menkin	ヒト卵胞卵の体外受精と分割	Science
1953年	Shettles	ヒト卵胞卵と卵管卵の体外受精	Am J Obstetr Gynecol
1963年	林 基之／楊 文勲	ヒト卵胞卵の体外受精	日不妊誌
1965年	Edwards	ヒト卵胞卵の体外受精	Lancet
1969年	Edwards, Bavister and Steptoe	ヒト体外成熟卵の体外受精	Nature
1971年	Steptoe, Edwards and Purdy	ヒト体外受精卵の胞胚培養	Nature
1976年	Steptoe and Edwards	ヒト体外受精・胚移植後の子宮外妊娠	Lancet
1977年	久保春海	ヒト卵胞卵の体外受精	日不妊誌
1978年	Lopata et al	ヒト排卵前卵胞の体外受精	J Reprod Fertil
1978年	Steptoe and Edwards	世界初の体外受精児	Lancet
1980年	Lopata et al	オーストラリア初の体外受精児	Fertil Steril
1981年	京都大学産婦人科・畜産学科	ヒト卵胞卵の体外受精	J Reprod Fertil
1982年	Jones Jr et al	米国初の体外受精児	Fertil Steril
1983年	鈴木雅洲ら	日本初の体外受精児	日不妊誌
2001年	Edwards	Lasker賞臨床医学研究賞受賞記念特集	Nature

に方針を切り換えた．では体内成熟卵を採取するタイミングをどうすればよいか．ウサギ卵胞卵の体内成熟には約12時間を要することが分かっていたので，これを目途にLHサージ後12時間目に採った卵胞卵を用いても失敗の連続であった．試行錯誤の結果ヒトでは37時間半後に排卵が起こることを突き止めることができたが，採卵のタイミングを36時間後と決めるためだけに2年間を要した．次に，体内成熟卵を採取する手段である．それまでの研究は手術時に得られた卵胞卵を用いて進めてきたが，実際に不妊治療となると毎回お腹を開くわけにはいかない．そのため腹腔鏡手術が必要となったが，当時英国の産婦人科学会では，ドイツ，フランスや米国で進歩しつつあった腹腔鏡手術に対する評価は低かった．1968年オルドハム地区総合病院の無名ではあったが腹腔鏡の名手である産婦人科医ステプトー（Patric Steptoe）博士にエドワーズ教授は白羽の矢を立て協力を求めた．そして，自然周期を利用し，尿中LHサージを検出してから卵胞が破裂する直前の時期（36時間後）に腹腔鏡下に採卵することが可能となった．

1978年7月25日，それまでの努力が報われて世界初の体外受精児ルイーズ・ブラウン嬢（Louise Brown）の誕生に至ったのである（図1-7）．シェンクのウサギ体外受精からちょうど100年目，ロックらによるヒト体外受精研究から数えて30年目にあたる．ケンブリッジ学派がヒト体外受精の臨床前研究を再開してから15年目という短期間ではあったが，嶮しい道のりであった．エドワーズが2001年のLasker賞（ノーベル賞の一歩手前の賞といわれる）の受賞を記念したNature medicineの特集号の中で，The bumpy road to human in vitro fertilizationと題した回想録を寄稿しているが，その中で倫理問題も含めて成功までの苦難に満ちた道程を述懐している．

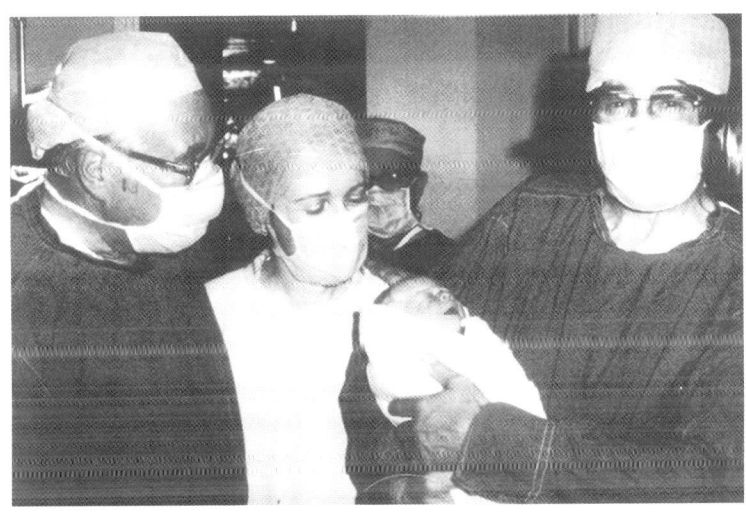

図1-7　July 25, 1978:Patrick Steptoe, Jean Purdie, and Louise Brown, in the arms of Bob Edwards（W Feichtinger教授提供）

3 海外における体外受精

体外受精第一児の誕生から約2年間の潜伏期を経て，この生殖医療技術は画期的な不妊治療法として爆発的に全世界に広がった．1980年メルボルン学派のロパタ(Alex Lopata)とジョンストン(Ian Johnston)が世界第二児の出生に成功した．そして，あまり知られていないが，メルボルングループが研修プログラムを組んで，フランス，ドイツ，米国，オーストリア，日本およびイスラエルからの研究者にヒト体外受精の手ほどきをしたのである．これが契機となって，1982年には米国ノーフォーク大学のジョーンズ(Howard Jones Jr)が，フランス・クラマール病院のフライドマン(Rene Frydman)とテサリック(Jan Tesarik)，ドイツ・エルランゲン大学のオーベル(Karl Guenther Ober)とトロントナウ(Siegfried Trontonow)，オーストリア・ウィーン大学のファイヒティンガー(Wilfried Feichtinger)がそれぞれの国で初の体外受精児の出生に成功している．

体外受精の急速な普及につれて，研究成果の発表と情報交換の場が必要との機運が高まり，1980年キール大学のセム(Kurt Semm)が第1回の世界体外受精会議を開催した．以後2年おきに開催され，IVF-Worldとして2005年には第13回会議がイスタンブールで開催される．1995年京都市で開催された第8回世界体外受精会議は日本受精着床学会が受け皿となって，本邦の体外受精研究と臨床の発展に大きな役割を果たした．

4 本邦における体外受精

本邦初の体外受精児は1983年東北大学の鈴木雅洲教授(当時)らのグループによって出生した．第2例は1984年に慶應義塾大学の飯塚理八教授(当時)/東京医歯大の大野虎之進教授(当時)らの，第3例は1984年徳島大学の著者らのグループによって報告された．第1例の誕生に先立って，慶應義塾大学の飯塚理八教授(当時)は昭和57(1982)年日本受精着床学会を設立した．この学会は本邦における体外受精学と生殖補助医療技術に関する研究発表や情報交換の場として機能し，平成14年に20周年を迎えた．

体外受精に関する知見は，実験動物や家畜についてはあまた蓄積されていたが，臨床応用に際して必要なのはヒトに関する知見である．とくに有用性と安全性については患者，医師双方とも出生児に対して責任がある．すでに英国のケンブリッジ学派の研究で明らかにされてはいたものの，本邦においても第1児誕生前にはヒト配偶子を用いた臨床前研究が行われていた．東邦大学の久保春海助手(当時)が1977年にヒト卵胞卵を用いた体外受精に成功しているし，京都大学でも西村敏雄教授(当時)，森 崇英講師(当時)は農学部の入谷 明教授(当時)と共同して1976年からヒト卵胞卵の体外成熟と体外受精の研究をスタートしていた．しかし，徳島大学で行ったこの種の体外受精研究に対するマスコミの批判は手厳しく，不妊治療における生命倫理の問題が世論の狙上に乗せられた．徳島大学は本邦初の倫理委員会を設置し，体外受精の臨床応用について5ヵ月間の厳格な審査を経た上で，1983年4月条

件付きで実施を認めた．この経緯については本章末の文献に記録してあるし，第2章で詳述してある．

　この倫理委員会方式は急速に全国に広がり，体外受精以外の先端医療技術の臨床応用に対しても採用された．結果として，それまでの主観主義的な医の倫理から客観主義的な倫理へと転換する契機を作ったという意味で，体外受精は本邦医療のあり方に新しい局面を開いたことにもなる．まさに日本でも bumpy road であったが，心臓移植の二の舞を踏むことだけは避けなければならないと考えていた著者は，臨床応用のスタートを切るまでの手続き論に腐心した心算である．

●●● D　生殖補助医療技術（ART）体系の樹立

1　不妊治療体系としてのART

　ヒト体外受精の成功を受けて，標準的な体外受精・胚移植法を基本型とした各種各様の関連技術がその後20年の間に派生した．これらの技術全体を包括して，生殖補助医療技術 assisted reproductive technology（ART）と総称している．ARTの各技術を組み合わせることによって，それまで治療が困難あるいは不可能であった不妊症にも明るい展望が開け，今日では不妊治療の最終手段としての治療体系が樹立した．

2　ARTの内容

　ARTの内容は図1-8に示した通りである．現在合わせて30種類近くの技術が開発されているが，派生技術はその方法の原理別に主として次の6つの方向に展開した．

1）調節卵巣刺激 controlled ovarian stimulation（COS）
　質の良い卵をできるだけ多く採る目的に用いられる卵巣刺激法で，ゴナドトロピン放出ホルモン(GnRH)のアンタゴニストやアゴニストを用いて，下垂体を抑制しておき，外から性腺刺激ホルモン（ゴナドトロピン）を注射して，卵胞発育を完全にコントロールしようとする原理に基づいている．

2）卵管内移植
　精子と卵子の混合物を卵管内に移植するギフト法(GIFT)，受精直後の接合子を卵管に移植するジフト法(ZIFT)，受精後の前核期胚を卵管に移植するプロスト法(PROST)などがある．ギフト法は簡易体外受精と俗称され一時流行したが，腹腔鏡の煩雑さもあって現在では例外的に用いられているに留まっている．

第1章 生殖医科学の歴史の流れ

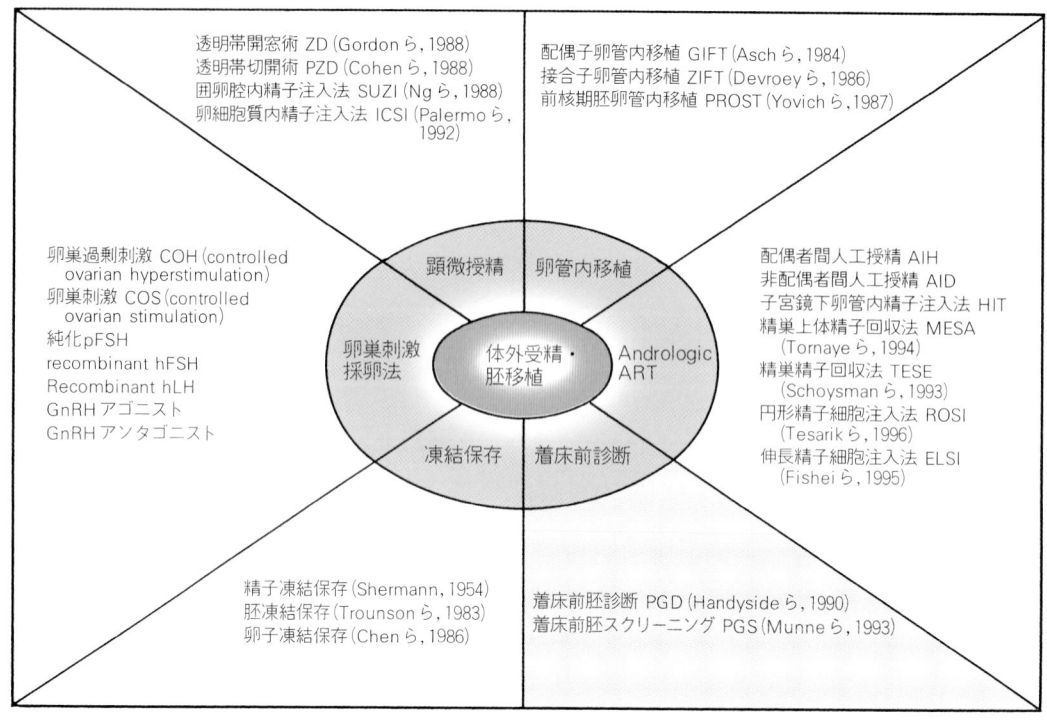

図1-8 生殖補助医療技術ARTの体系－不妊治療体系の樹立－

3）凍結保存

　低温生物学の進歩に支えられて胚や配偶子の凍結保存が可能となった．配偶子や胚の凍結保存は半永久的に可能であるので，体外受精の応用範囲を格段に広げるものである．また移植胚数を3コ以内に制限し，残りを凍結に廻すことによって，多胎妊娠の回避にも貢献する技術となった．ただし，未受精卵の凍結保存の技術は未だ確立したとはいえない．

4）顕微授精

　体外受精は試験管の中で受精させる方法であり，本来は卵管性不妊に対する治療法として考案されたが，卵管異常以外の原因に対しても有効であることが次第に明らかとなった．しかし高度の乏精子症に対しては予期したほど有効でないことも分かってきた．ここで登場したのが顕微授精である．

　1992年ベルギーのパレルモらは，ヒト精子を卵子の中に直接注入する細胞質内精子注入法（ICSI）を用いて生児を得ることに成功した．この方法は男性不妊の治療に威力を発揮し，非閉塞性の無精子症に対しても精巣内精子や未熟な精子を用いたICSIも行われるようになった．本邦では星，片寄（Hoshi K/Katayori H）らによって1995年出産例が報告されて以来急速に普及し，得られる卵子の数が少ない加齢の女性不妊に対しても用いられるようになり，現在では通常の体外受精（標準体外受精）と顕微授精とはほぼ同程度の周期数で実施される

D．生殖補助医療技術（ART）体系の樹立

までになっている．

5）アンドロロジー領域のART

人工授精は男性不妊の治療法として，体外受精以前から配偶者間人工授精（AIH）や非配偶者間人工授精（AID）として広く行われていたので，ARTの原型といえる．

精子の発見者であるスパランツァニーは1780年にイヌの人工授精に成功していたが，ヒトの人工授精に成功したのは1799年イギリスのハンターであった．尿道下裂のため膣内射精ができない男性の精液を妻の膣内に注入して挙児を得たことに始まる．同年パンコースト（Pancoast）が，淋病で無精子症になった夫の代わりに，学生から提供された精液を妻の子宮内に注入して生児を得たのがAIDの濫觴である．本邦では1949年慶応義塾大学でAIDによる女児が誕生して以来，無精子症の治療法として定着している．

顕微授精はアンドロロジーと結び付くことによって，andrologic ARTとも呼ぶべき新しい男性不妊の治療区を創出した．重篤な非閉塞性精子形成障害に対して，それまでの壁を越える威力を発揮し始めたのである．具体的には精巣内の精子や精子形成過程の途中で分化が停止している精子細胞や未熟な精子をICSIによって授精させる方法である．

6）着床前遺伝子診断と着床前胚スクリーニング

着床前（遺伝子）診断 preimplantation genetic diagnosis（PGD）は，着床前の胚から遺伝子，染色体，性別などの遺伝情報を得る技術である．出生前診断 prenatal diagnosis には，これまで羊水検査や絨毛診断 chorionic villi sampling（CVS）が用いられてきたが，いずれも着床後診断である．着床前の胚を対象とすると，着床つまり妊娠の成立以前に診断が可能となるので，生命倫理上問題はより少ない．

PGDは，1990年ハンディサイド（A Handyside）らによって筋ジストロフィーの患者に初めて応用されて以来，遺伝性疾患の回避の目的に広く用いられるようになった．1993年ミュネ（Santiago Munne）らによって，染色体正常胚のみを移植することにより着床率の向上と流産率の低下を期待できることが明らかにされたので，欧米ではARTや不育症の治療にも用いられるようになった．PGDには重篤な遺伝病を回避する目的の着床前胚診断と，減数分裂や受精時の遺伝子組み換えにより de novo に発生する異常の検出を目的とする着床前胚スクリーニング preimplantation genetic screening（PGS）（PGD Aneuploidy Screening，PGD-ASともいう）とがある．習慣流産や反復体外受精不成功では，胚の外観がきれいでも，染色体異常や遺伝子異常をもつことがあるので，着床前胚スクリーニングによってこれら異常の診断が可能となった．

まとめ

古代における生殖生物学の起源から，現代のART体系が確立されるまでの長い歴史の跡

を辿ってみた．子孫の繁栄を左右する子の誕生を神に祈るとともに，新しい命はどのようにして生まれるのかは古来人々の関心事であったに違いない．神のみが知る生殖の謎を人間の科学する探究心が，生殖現象における自然の摂理を見い出した道程でもあった．受精現象の発見と体外受精の臨床応用は生殖生物学の歴史におけるエポックであった．

　この歴史からわれわれは何を学ぶべきか．教訓の第一は，体外受精の登場は生殖科学の歴史の必然であったということである．生殖の仕組みを知りたいという素朴な興味が原点となって，人智は基礎研究を繰り返しながら，体内受精動物における受精の仕組みを体外で再現するという体外受精学の流れを拓いた．その結果もたらされた科学技術は家畜の繁殖や不妊治療へと応用され，体外受精児の誕生に繋がることとなった．20世紀における生殖医療・医学への最も大きな貢献のであることは間違いない．ARTは自然の摂理を知りたいという人間の知的好奇心の延長線上に必然的に生まれた医療であることを歴史は語っている．

　教訓の第二は基礎研究の重要性である．自然科学に聖域はなく生殖現象といえどもタブー視すべきでなく，そこにも自然の摂理がある．かつてイギリス経験論の祖であるフランシス・ベーコンは「Nature to be commanded must be obeyed」といった．決して傲慢な言葉ではなく，この考えが近世の自然科学の進歩の原動力となったことを今一度かみしめたい．教訓の第三は臨床と基礎の橋渡しをする臨床研究者の威力である．基礎研究と臨床研究との間には大きな隔たりがある．この間隙を埋める研究者が基礎研究の成果を医療に還元し，逆に臨床の現場で生まれる着想を実験的に検証しようとするときに，臨床研究者が先導的役割を果たすことは，エドワーズ博士の存在に象徴される通りである（図1-9）．本邦の基礎研究者が優れた発見や革新的技術を開発しても，まず欧米で評価され臨床応用に生かされる

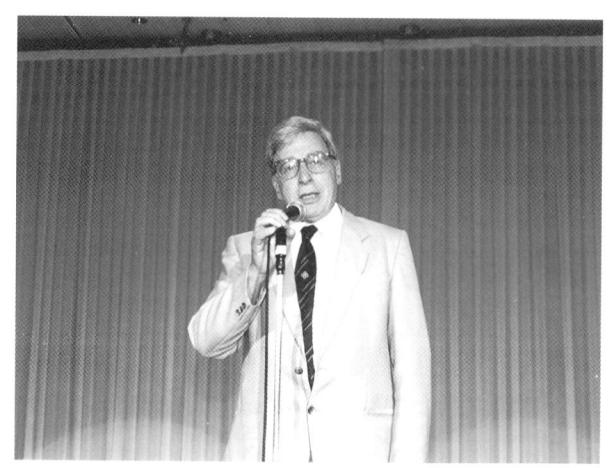

図1-9　エドワーズ博士（ケンブリッジ大学名誉教授）
1978年世界初の体外受精児の出生に成功．1993年9月京都市で開催された第8回世界体外受精会議に出席時撮影．現在もRBM Onlineの編集長として，また生殖医学・生物学の世界の指導者として精力的な学術活動を続けている．

例は，顕微授精の例をとっても明らかである．このことは本邦における臨床研究のあり方に歴史が警鐘を鳴らしているように思える．そして，研究者個人の問題ではなく制度と組織の問題であって，生殖医学の問題だけではないであろう．臨床と基礎の橋渡しをする専門研究者が，臨床の場で責任者の任に当たる体制を早急に整えるべきではないか．でなければ何時までたっても日本は欧米の後塵を拝し続けるだけである．

　これらの教訓を将来にどう生かすか．現代のわれわれが直面する課題は大きくて重い．

参考資料
① 飯塚理八，郭　宗正：受精・着床．'83．学会誌刊行センター．1984．
② 川端真一：京の医学．人文書院．2003．
③ Edwards RG：A bumpy road to human in vitro fertilization. Nature Medicine 2001, 7：13-16.
　　Short RV：The discovery of the ovaries. In The Ovary ed. by Zuckerman L and Weir BJ, Academic Press, 1977.
④ Bavister BD：Early history of in vitro fertilization. Reproduction 2002, 124：181-196.
⑤ Harold Speert 著／石原　力 訳：図説 産婦人科学の歴史．エンタープライズ．1982．
⑥ 毛利秀雄 著：精子学．東京大学出版会．1991．
⑦ 毛利秀雄 著：精子の話し．岩波新書．2004．
⑧ 森　崇英：日本受精着床学会20年の歩み（学会20周年記念記事）．日受着誌．2003，20：1-24．
⑨ 森　崇英：生殖補助医療の歴史．産婦人科の世界 増刊号（古村泰典編），2003．
⑩ 古田重雄，西川義正：精子研究の歴史．毛利秀雄 監修／星　元紀，森沢正昭 編，精子学，1-23頁，東京大学出版会，1992．
⑪ 森　崇英：体外受精学小史．医学のあゆみ 2005, 213：印刷中．
⑫ 森　崇英：日本不妊学会過去20年の歩み（学会50周年記念記事）．日不妊誌 2005, 50：印刷中．

第2章　配偶者間の生殖補助医療

A．体外受精の導入との係わり
B．日本産科婦人科学会の対応
C．妊娠率の低迷と費用
D．多胎妊娠
E．減胎（数）手術
F．流　　産
G．顕微授精（ICSI）
H．着床前診断

A　体外受精の導入との係わり

1　ことの始まり

　わが国初の体外受精ベビーは，昭和58（1983）年，東北大学において鈴木雅洲教授らのグループによって出生した．それを遡ること7年前の1976年，世界初の体外受精児が生まれる2年前になるが，当時著者は京都大学産婦人科の講師を務めていた．ヨーロッパの学会に出席した帰りの機内で，それまでの不妊治療に限界を感じていた私は，体外受精・胚移植が新しい科学的知見に基づいた治療法になり得ると考え，ヒトに関する臨床前研究を始めようと決断した．帰国して直ぐ主任教授の西村敏雄先生にそのことをお伝えしたが，先生は即答を避けられた．同時に厚生省（当時）の「母子の心身障害に関する研究班」統括責任者の東北大学　鈴木雅洲教授（当時）と，「不妊治療に関する研究班」班長の慶応義塾大学　飯塚理八教授（当時）にも，本邦も体外受精に積極的に取り組む時期にきているのではないかと進言申しあげた．両先生とも即座に賛意を表された．当時体外受精児は試験管・ベビーと呼ばれ，生殖医療という言葉を用いることさえ憚られるような世間のムードがあった．今昔の感に堪えない．

　西村先生の了承を頂いたものの，研究に必要なスペースや設備をどう確保するかの見通し

は立っていなかった．そこで京都市内のある産婦人科病院（今の醍醐渡辺クリニック）に協力を求め，その一角を改修してもらって細々とスタートした．事務にも足を運んで理解を求め，翌年度に必要な予算措置を講じて貰った．設備の設営と並行して研究者の養成も急がねばならなかった．農学部の入谷明教授に要請したところ快諾を得，研究員2名を送ってヒト体外受精の研究を始めた．

2 徳島大学医学部倫理委員会

昭和56 (1981) 年4月，私は郷里である徳島大学産婦人科に転勤することとなった．そこでは産婦人科全般の臨床と研究の立て直しが急務であり，体外受精研究は二の次であったが，早い機会に教室の新しい研究の柱のひとつにしたいと考えていた．着任後間もなく数名の教室員を交代で京都大学産婦人科・発生学研究室に派遣し，体外受精の基礎研究に従事してもらった．そして，翌57年3月から58年1月までの間に，ヒト卵胞卵を対象とした臨床前研究を実施したが，これが後述するように無断実験としてマスコミの批判を浴びた．しかし，この臨床前研究によって最短距離で妊娠成功に漕ぎ着けることができたと思っている．この間，昭和57年7月にはプロジェクト・チームを編成して3人の教室員をメルボルン・モナッシュ大学に派遣するとともに，臨床実施の設備を完了した．そして同年9月，斉藤隆雄病院長（当時）に新しい不妊治療として体外受精を始めたい旨の申し入れをし，宮尾益英医学部長や事務当局者にも説明し理解と協力を求めた．昭和57年12月9日の医学部教授会で医学部倫理委員会規則が承認され，翌10日に発足した．当時倫理と名の付く委員会としては，唯一，昭和56 (1981) 年，東京大学医科学研究所に「研究倫理審査委員会」があったが，これは国際学術雑誌に投稿する場合，ヘルシンキ宣言に則った施設内倫理委員会 Institutional Review Board の認可を条件としていることが多いので，その対策としての意味で作られたと聞いている．徳島大学倫理委員会の発足時の委員構成は，当時の宮尾益英医学部長（委員長）を始め，斉藤隆雄病院長，井上権治外科学教授，桧沢一夫病理学教授，勝沼信彦酵素研施設長，河村文夫放射線医学教授のほか，圓藤真一四国女子大学長（法律），本家眞澄教養部長（哲学）の8名であった．

徳島大学に全国に先駆けて設置されたこの委員会は，ヒポクラテス以来の医師の主観的な倫理観によって新しい医療を実施するという方式に代わって，先端医療の導入には客観的な判定を求めるという方式に切り換えるという意味では革新的であった．1970年代アメリカで勃興してきた生命倫理学では倫理委員会の審査は必須であったが，わが国では，前述の東京大学医科学研究所の例を除いては前例がなく，当然，日本産婦人科学会にも倫理委員会はなかった．心臓移植の二の舞になることだけは絶対に避けなければ，体外受精が本邦にスムースに定着しないかも知れないとの危惧を抱いていたので，「ヒト体外受精卵子宮内胚移植法」を第1号として申請した．

昭和57年12月14日の第1回委員会から58年4月12日の審査判定まで計11回，公開を原則として開催された（表2-1）．審議過程で委員会は，専門委員として生殖生物学，解

表2-1 「ヒト体外受精卵子宮内移植法」に関する徳島大学医学部倫理委員会の審議経過

(徳島大学医学部倫理委員会／昭和57年12月10日設置)

回数	開催年月日	概　　　要	専門委員
1	昭57.12.14(火)	委員長選出／倫理委員会の所掌範囲を決定／「ヒト体外受精卵子宮内移植法」の届出の受理	
2	57.12.22(水)	医事紛争の専門家の意見を聞き検討	弁護士　饗庭忠男
3	58.1.9(日)	宗教家(仏教)の意見を聞き検討	京都女子学園長　武邑尚邦
4	58.1.10(月)	動物の体外受精の専門家の意見を聞き検討	北里大学獣医畜産学部教授　豊田　裕 徳島大学医学部教授　大黒成夫
5	58.2.5(土)	報道関係者の意見を聞き検討	朝日新聞東京本社科学部長　柴田鉄治
6	58.2.12(土)	医の倫理および動物の体外受精の専門家の意見を聞き検討	米国ジョージタウン大学ケネディ研究所／アジア・バイオエシックス研究部長　木村利人 京都大学農学部教授　入谷　明 徳島大学医学部教授　生田琢己
7	58.2.25(金)	先天奇形の専門家の意見を聞き検討	山口大学医学部教授　梶井　正 徳島大学医学部教授　大黒成夫 徳島大学医学部教授　内田孝宏
8	58.3.7(月)	女性の立場からの意見を聞き検討	評論家　樋口恵子 徳島大学歯学部教授　西野瑞穂
9	58.3.23(水)	報道関係者(女性)、児童心理学者、産婦人科医である宗教家(カトリック)の意見を聞き検討	NHK社会教育部チーフディレクター　藤井チズ子 大妻女子大学家政学部教授　平井信義 聖母女子短期大学教授　尾島信夫 徳島大学医学部教授　生田琢己
10	58.4.9(土)	参考意見を踏まえて判定についての審議を行う	
11	58.4.12(火)	審査判定を行う 「判定－条件付き承認」	

　剖学，遺伝学，精神医学の専門家のほか，法律学者，生命倫理学者，女性評論家，さらに報道関係者や宗教家などからの意見も聴取した．一方，対社会的には体外受精とはどういう方法か，倫理的にどういった点に気をつけなければならないかなどについて，「体外受精を考える会」という市民団体を対象にした公開講演会を開いたり，学生や職員を対象としたアンケート調査を実施したりして理解を求める努力をした．昭和58年4月12日最終の倫理委員会で出された結論は「条件付き承認」であった．倫理委員会の設置と審議経過は本邦初の試みであっただけに，マスコミの注目の的となったが，この洗礼を受けることにより心臓移植の時のような混沌は避けることが出来ると確信できる感触を得た．当時を回想して教室内外の関係者の皆様に改めて感謝の意を表したい．

3　ことの顛末

　それまでの臨床前研究の基礎があったせいか，同年8月，実施8例目で妊娠に成功した．当時としては異例に早く成功にこぎ着けたという評価を頂いたが，これはプロジェクト・チームの皆様の日夜の努力と関係者の支援の賜物と思っている．お陰で翌昭和59(1984)年

第2章　配偶者間の生殖補助医療

3月26日，本邦3例目（母体症例として）の体外受精例の出産にこぎ付けることが出来た．

　問題はそれから発生した．臨床前研究の段階で，ヒト卵子や精子を使った受精や胚発生の研究が，第3例の出産を前にした3月8日，突然マスコミに厳しく指弾されたのである．この報道の3日前の夜遅く，ある報道記者から自宅に電話があり，手術患者の卵巣を無断で受精実験に使っているようだが，これは問題であるので先生を刺すかどうか迷っている，と酒気を帯びた声で話した．私は，体外受精が臨床応用されるようになると，卵や受精卵は普通の体細胞組織とは違うので，取り扱いのルールを作る必要がある．このことは，あなたにお話した通りで，早急に学会に検討を依頼するので暫く時間の余裕を頂きたい．研究者に対する信頼が損なわれると，体外受精そのものの臨床応用が出来なくなることが一番心配だという旨の返事をした．3月8日の夕方のテレビに放映されてから，沢山の報道関係者が押しかけて来て説明を求めた．私はいやしくも治療として実施するからには，医療技術としての安全性と有効性，自己の有する技術水準を検証するための臨床前研究が必要であること，受精卵の倫理的，法的地位が未確定で，法律上はモノとしか認知されていないこと（体外受精がなかった時代の法律であるため）などを説得し，体細胞とは区別すべき生殖細胞の研究上の取扱いについては，日本産科婦人科学会にお願いして，然るべきルールを作成することが必要である旨の返答をした．事実，臨床前研究の成績は研究報告会などでその都度発表してきたし，ある新聞にも取り上げられたこともあったが，マスコミは密室で研究していたと報じた．この報道はヒト受精に関する臨床前研究が，ある教室員の学位論文として審査当日の教授会をパスした直後のことであった．

　翌日は別件で東京へ出張したが，予定を変更して文部省に説明に赴いた後，学会や京都大

表2-2　ヒト精子・卵子・受精卵を取り扱う研究に関する見解
（日本産科婦人科学会／昭和60年3月，下線部分は平成14年1月改訂）

1. 研究の許容範囲
　　精子・卵子・受精卵は生殖医学発展のための基礎的研究ならびに不妊症の診断治療の進歩に貢献する目的のための研究に限って取り扱うことができる
　　なお，受精卵はヒト胚性幹細胞（ES細胞）の樹立のためにも提供できる
2. 精子・卵子・受精卵の取り扱いに関する条件
　　精子・卵子および受精卵は，提供者の承諾を得たうえ，また提供者のプライバシーを守って研究に使用することができる
　　1) 非配偶者間における受精現象に関する研究は，その目的を説明し，十分な理解を得たうえで，これを行う
　　2) 受精卵は2週間以内に限って，これを研究に用いることができる
　　3) 上記期間内の発生段階にある受精卵は凍結保存することができる
3. 研究後の処理
　　研究に用いた受精卵は，研究後，研究者の責任において，これを法に準じて処理する
4. 精子・卵子・受精卵の取り扱い者
　　ヒト精子・卵子・受精卵を取り扱う責任者は原則として医師とし，研究協力者はその研究の重要性を十分認識したものがこれにあたる
5. 研究の登録報告など
　　ヒト精子・卵子・受精卵を取り扱う研究を本学会員が行うにあたっては，学会指定の書式に準じてこれを報告する

学医学部関係者に直接あるいは電話で報告と説明をした．

　最終的には報道関係者は，徳島大学の症例は社会的に認知された第1例との見解を示し，日本産科婦人科学会は昭和60 (1985) 年3月「ヒト精子・卵子・受精卵を取り扱う研究に関する見解」を公表した (表2-2).

4　国会での議論

　体外受精の臨床応用については国会でも質疑応答があった．

　昭和59年3月26日の衆議院決算委員会において，社会党の新村勝雄議員から2点の質問がなされている．ひとつは，生命科学の進歩によって人間の生命の発生に人為的な操作を加えることの倫理的な問題について，徳島大学や東北大学のように単に大学の内部機関に任せておくだけでいいのかどうか，これと関連して徳島大学では無断で体外受精の実験をしたという報道についての事実経過とその後の指導方針について伺いたいということだった．これに対し佐藤国雄文部省大学局医学教育課長は，不妊治療という面では体外受精という方法は朗報であるが，生命と倫理にかかわる重要な問題もあるので，文部省としても倫理委員会などの設置を求めていきたい．また，徳島大学からの報告によると，体外受精の臨床応用に先立ち，昭和57年3月から58年1月の間に，大学付属病院と県内の3病院において，治療目的で摘出した卵巣と不妊症の診断のために得られた卵子を用いて行われたもので，付属病院の症例の多くについては患者の同意を得て採取したと聞いているとの答弁がされている．

　質問の二つ目は法的な問題で，民法868条に規定の「胎児の相続能力」について受精卵は胎児に相当するかという趣旨のものである．これに対し永井紀昭法務省民事局参事官は，胎内に入っていない受精卵は従来の考え方によるとまだ胎児ではないと解釈されるが，これは体外受精が未だ無い時の解釈であって，民法868条の立法趣旨その他からすると，もしその受精卵が子宮に着床して無事出産したときには，遡及的に受精のときから胎児と同じように権利能力を認めるという解釈があり得ると答弁している．この答弁が法的な効力をもつかどうかは法律家の判断に俟たねばならないが，着床前胚の法的地位に関する唯一の公式見解である．

5　わたしの言い分－朝日新聞編集委員の取材に応じて－

　受精卵研究の問題が落着したころ，私は朝日新聞から一本の取材電話を受けた．社会的に問題となった，あるいは批判を浴びた報道について，当事者にインタビューして真意を詳しく正確に伝える「わたしの言い分」という欄があるので，じっくり話を聞きたいという申し入れである．当時，徳島大学と京都大学を行き来していたので，京都市内の宿泊ホテルで3～4時間に及ぶ取材に応じた．そして，昭和59年4月23日の東京版に3分の2位の紙面を割いて掲載された．

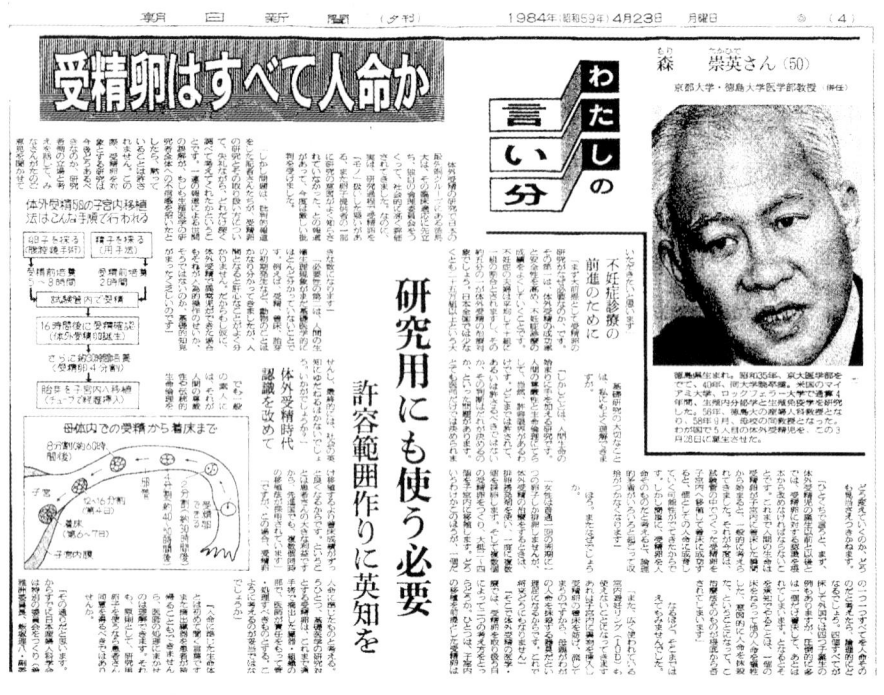

図2-1 わたしの言い分（1984年4月23日・夕刊記事）

見出しは「受精卵はすべて人命か―研究用にも使う必要　許容範囲作りに英知を」というもので，聞き手は編集委員の藤田真一氏である（現在は医療ジャーナリストとして活躍中）（図2-1）．かいつまんでここに内容を紹介すると，

① 不妊症診療の進歩のためにはヒトの卵子や精子を使った受精や胚発生の研究が必要で，治療のための受精卵と研究目的の受精卵とは分けて考える必要があること
② 配偶子や胚は普通の体の細胞とは異なって将来個体となり得る細胞である．ところが，体外受精などなかった時代に作られた現行の法律では，モノとしての地位しか与えられていないので，着床する前の胚の倫理的/法的取扱いについても，この際英知を集めて考え直す必要のあること
③ 密室で無断実験をしたとの批判については，これまでの研究成果はその都度発表し，現にある全国紙にも報道されたこともあること，患者の了解は原則として得ているが，癌などで手術する前になかなか言い出しにくい状況もある点ご了解頂きたい

などのお話を申し上げた．

この記事は，残念ながら朝日新聞大阪版には掲載されなかったので，私の名誉回復には直接つながらなかったが，有難いことだと今でも思っている．当時第一線の記者の取材に対して同じような経験と思いをもつ人も多いのではと考えると，「わたしの言い分」のような欄が無くなって一抹の寂しさを覚える．

●●● B 日本産科婦人科学会の対応

1 「体外受精・胚移植」に関する見解

　日本産科婦人科学会は，昭和58年4月の理事会の中に「体外受精等に関する委員会（委員長：飯塚理八慶應義塾大学教授）」を設けて，本格的に検討を始めた．徳島大学倫理委員会は，このときすでに体外受精・胚移植の臨床応用に関する指針を公表していた．日産婦学会の委員会は，「徳島大学倫理委員会規則」，「東北大学産婦人科教室の体外受精・胚移植に関する憲章」ならびに同学会の「体外受精並びに受精卵の移植に関する研究の留意事項」（昭和57年11月）を参考として，「体外受精・胚移植」に関する見解の作成に着手した．私も委員の一人であったのでよく覚えているが，委員会は精力的に活動し，会員外の生殖生物学，遺伝学，倫理，法律，哲学や報道関係者を含む19名の有識者の意見を求め（表2-3），昭和58年10月「体外受精・胚移植」に関する見解を公表した（表2-4）．

　その内容は「本法は，これ以外の医療行為によっては妊娠成立の見込みがないと判断されるものを対象とする」という条項をはじめ，7項目から成っている．その中に「被実施者は婚姻しており，挙児を希望する夫婦で，心身ともに妊娠・分娩・育児に耐える状態にあり，成熟卵の採取，着床および妊娠維持が可能なものとする」との規定を設けている．この条項で必要条件と十分条件が決められており，適応は婚姻夫婦に限定している．さらに，昭和61年3月にはARTの「登録報告制」を敷いた．

　この2つの会告によって，ART（人工授精を除く）が配偶者間に限られ，非配偶者間に拡散することに歯止めがかけられた．同時にこの新技術が潜行するのを防止することにより，本邦では後述する減胎手術の問題が起こるまで深刻な倫理問題は発生しなかった．

表2-3　日本産科婦人科学会・体外受精等に関する委員会の意見お伺い先
（昭和58年10月）

入谷　明	京都大学農学部家畜繁殖学教授	末広敏昭	弁護士
古山順一	兵庫医科大学遺伝学教授	三浦告春	弘前大学医療短期大学部助教授（倫理，哲学）
清水洋一	毎日新聞編集委員	吉川友能	弘前大学医療短期大学部講師（教育学）
斉藤伸久	NHK名古屋	楠　正弘	東北大学文学部哲学科宗教学宗教史講座教授
清水　勲	読売新聞社科学記者	入見康子	慶應義塾大学法学部教授
柴田鉄治	朝日新聞	行木良雄	元NHK解説委員
田村和子	共同通信科学部記者	中谷瑾子	慶應義塾大学法学部教授
足立　明	河北新報社報道部長	饗庭忠男	弁護士
外村　晶	東京医科歯科大学難病研遺伝学部門教授	中川米造	大阪大学医学部環境医学教授

表2-4 「体外受精・胚移植」に関する見解

(日本産科婦人科学会会告/昭和58年10月)

> 「ヒトの体外受精ならびに胚移植等」(以下,本法と称する)は,不妊の治療として行われる医療行為であり,その実施に関しては,わが国における倫理的・法的・社会的基礎を十分に配慮し,本法の有効性と安全性を評価したうえで,これを施行する.
> 1. 本法は,これ以外の医療行為によっては妊娠成立の見込みがないと判断されるものを対象とする.
> 2. 実施者は生殖医学に関する高度の知識・技術を習得した医師で,細心の注意のもとに総ての操作・処置を行う.また,本法実施前に,被実施者に対して本法の内容と予想される成績について十分に説明し,了解を得たうえで承諾書などに記入させ,それを保管する.
> 3. 被実施者は婚姻しており,挙児を希望する夫婦で,心身ともに妊娠・分娩・育児に耐える状態にあり,成熟卵の採取,着床および妊娠維持が可能なものとする.
> 4. 受精卵の取り扱いは,生命倫理に基づきこれを慎重に取り扱う.
> 5. 本法の実施に際しては,遺伝子操作を行わない.
> 6. 本法の実施に際しては,関係法規に基づき,被実施者夫婦およびその出生児のプライバシーを尊重する.
> 7. 本法実施の重要性に鑑み,その施行機関は当時者以外の意見・要望を聴取する場を必要に応じて設ける.

2 生殖補助医療の年次集計

「体外受精等に関する委員会」は昭和60年度より「診療・研究に関する倫理委員会」と改称され業務を引き継いだが,集計業務が膨大になったので,平成元年理事会内委員会として「生殖医学の登録に関する委員会」が設置され,わが国におけるART実施施設からの報告に基づいた年次集計が公表されることとなった.最初の4年間は,著者が委員長の任に当たることとなったが,体外受精先進国ではすでにこの種の年次報告を出しており,わが国も体外受精大国へと急成長しつつある状況のなか,国際集計との関連もあって必要不可欠な集計であり,その後定着して今日に至っている.しかし,生まれた子の長期予後の追求調査は著者の知る限り1回行われたのみで,今後小児科医との協力の下に促進すべき課題である.

新しく設けられた「生殖医学の登録に関する委員会」は施設登録並びに包括的調査をすべての登録施設を対象として行うこととなった.これに対し,専門委員会のなかの「生殖・内分泌委員会」が,詳細な個別的調査を登録施設中の協力施設を対象として行うこととなった.このように2本立てとしたのは,国際集計に対応するため詳しい調査を必要とすること,生殖医療に伴う多胎の増加や卵巣過剰刺激症候群 ovarian hyperstimulation syndrome (OHSS) などの副作用に対する迅速な対応が迫られたためである.

3 診療・研究に関する倫理委員会の組織強化

平成11年度から「診療・研究に関する倫理委員会」の改組に伴い,「倫理委員会」と改称され理事会内の ad hoc 委員会から常置委員会となった.その下部組織として「登録・調査小委員会」,「着床前診断に関する調査小委員会」,「生殖・遺伝カウンセリング小委員会」並び

B．日本産科婦人科学会の対応

表2-5　生殖医学・医療に関する日本産科婦人科学会会告一覧

- 「体外受精・胚移植」に関する見解．昭和58年(1983)10月
- ヒト精子・卵子・受精卵を取り扱う研究に関する見解．昭和60年(1985)3月／平成14年(2002)1月改定
- 「体外受精・胚移植」の「登録報告制」について．昭和61年(1986)3月
- パーコールを用いてのXY精子選別法の臨床応用に対する見解．昭和61年(1986)11月
- 死亡した胎児・新生児の臓器などを研究に用いることの是非や許容範囲についての見解．昭和62年(1987)1月
- 先天異常の胎児診断，とくに妊娠初期絨毛検査に関する見解．昭和63年(1988)4月
- ヒト胚および卵の凍結保存と移植に関する見解．昭和63年(1988)4月
- 顕微授精法の臨床実施に関する見解．平成4年(1992)1月
- XY精子選別におけるパーコール使用の安全性に対する見解．平成6年(1994)8月
- 「多胎妊娠」に関する見解．平成8年(1996)2月
- 「非配偶者間人工授精と精子提供」に関する見解．平成9年(1997)5月
- 「ヒトの体外受精・胚移植の臨床応用の範囲」についての見解．平成10年(1998)10月
- 「着床前診断」に関する見解．平成10年(1998)10月／平成11年(1999)7月改定
- 代理懐胎に関する見解．平成15年(2003)4月
- 胚提供による生殖補助医療に関する見解．平成16年(2004)4月

に「生殖関連学会連絡会」が設けられた．集計業務は登録・調査小委員会が担当することとなった．同時に非会員を含めた諮問機関として「倫理審議会」を設置，精子提供による非配偶者間体外受精，卵子や胚提供，代理懐胎などの生殖補助医療，子供の権利や親子関係の法整備，着床前診断などについて順次審議を委嘱した．その報告を踏まえて倫理委員会は理事会に委員会案を答申，さらに会告として見解などを公表している（表2-5）．詳しくはそれぞれの項目で紹介したい．

第2章 配偶者間の生殖補助医療

●●● C 妊娠率の低迷と費用

1 生産率（生児獲得率）の低迷

　体外受精の評価は，通常，採卵または移植当たりの臨床妊娠率（胎嚢：gestational sac；GSの確認をもって妊娠と判定），流産率，生産率（生児獲得率）などによって表現される．わが国では平成13(2001)年の1年間に476施設で76,073周期のARTが行われている．採卵当たりの臨床妊娠率は26.1％，流産率も20〜25％と，自然妊娠の場合には高々15％であるのに比べて明らかに高いので，生産分娩率（生児獲得率）は18.1％と20％を割り込んでいる．したがって，体外受精で子をうるためには，妊娠率を25％としても平均4回，生産率からすると5回の治療を受けなければならない（図2-2．いずれも治療周期に対する割合として換算している）．

　妊娠率の低迷は，直接には受精率が高いにもかかわらず着床率が低いためである．着床率を高めるための工夫と基礎研究の推進，凍結胚移植の積極的活用が当面の急務である．しかし，晩婚化に伴う高齢化（患者のおよそ半分以上は35歳以上との報告も多い）のため反復体外受精不成功が増えている．

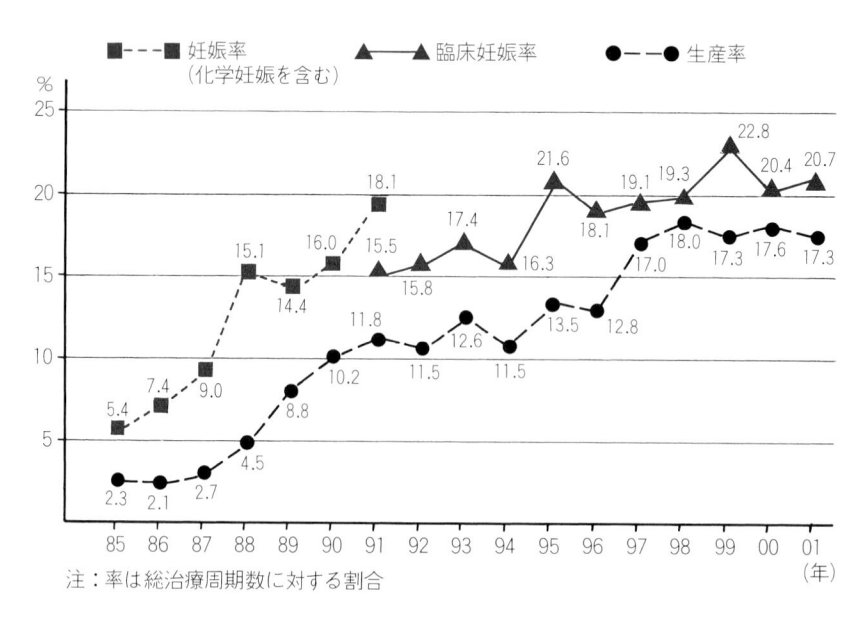

図2-2　本邦におけるART成績の年次推移

（日本産科婦人科学会集計）

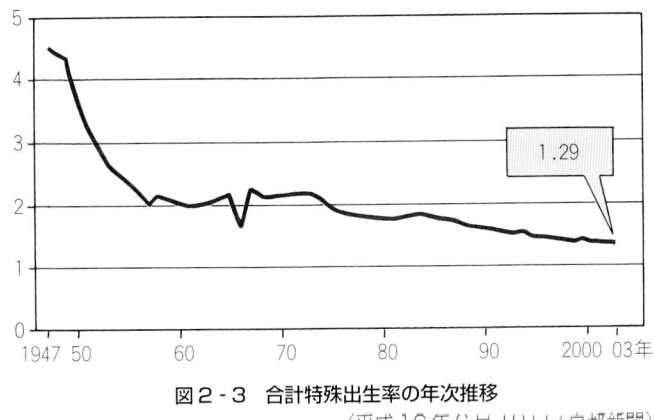

C．妊娠率の低迷と費用

図2-3　合計特殊出生率の年次推移
(平成16年6月10日/京都新聞)

2　人口動態

　厚生労働省の2003年人口動態統計では，合計特殊出生率(1人の女性が一生の間に産む子供の平均数)が初めて1.29と1.30を割り込み，前年の1.32に比べて大幅に低下していることがわかった．厚生労働省の国立社会保障・人口問題研究所は2007年に1.30台で底を打って，50年までに1.39程度まで回復すると予想していただけに，少子化が予想より早く進んでいる実態が明瞭となった．

　日本の合計特殊出生率は1970年代以来の低下傾向が止まらず，先進国のなかで最も低い水準にある(図2-3)．厚生労働省は保育所整備や育児と仕事の両立支援などの少子化対策を進めているが，2003年に生まれた子供の数は112万1,000人で前年より3万3,000人少なかった．将来人口推計では2006年をピークに減少に転ずるとしているが，人口減少時代の到来が加速される可能性がある．

3　費用の公的援助

　妊娠率の低迷を医療としてみた場合，費用の問題が大きく立ちはだかっており，患者を苦しめている．宇津宮隆史博士(大分市セントルカ産婦人科)の調査によると，体外受精にかかる費用は1回20〜40万円で，挙児に至るまでの費用の総額は50〜400万円で，1,000万円を越す例もあるという．このため，定期預金を解約したり，借金で賄っている患者も少なくないという．日本受精着床学会が平成15年3月に受療中の患者を対象として行った調査では，平均2.6回/最高26回の治療を受けていた．晩婚化の傾向を考えると難治性の加齢不妊が増える傾向にあるため，1組当たりの診療費用が高額化する．

　厚生労働省研究班(班長：山縣然太郎山梨大学教授)の推計では，2003年現在不妊治療を受けている患者の数は47万人に上る(矢内原巧教授を班長とする1999年調査時の1.6倍)と

表2-6 ART保険収載点数の試算案
(日産婦社保・生殖内分泌合同委員会資料／久保春海教授提供)

単価	人工受精 (IUI)	2,500点
	体外受精 (IVF-ET)	44,612点
	顕微授精 (ICSI)	55,112点
実施件数	人工授精	9万周期
	体外受精	3.6万周期
	顕微授精	2.3万周期
合計	人工授精	2億3千万点
	体外受精	16億点
	顕微受精	12億7千万点
総計		31億点

いう．潜在の受療対象はもっと多く21～40歳の女性を生殖年齢とすると，10組に1組が不妊と仮定した場合，約200万組が受療対象となり，そのうち体外受精の適応患者は10分の1と見込んでおおよそ20万カップルという勘定になる．

ARTを保険収載した場合の財政負担を試算した結果によると(東邦大学 久保春海教授)，AIH，標準IVF，ICSIのすべてを含めた費用は年間31億点（約300億円）であるという（**表2-6**）．この額は年間のわが国の総医療費約30兆円の1000分の1に達するので，ARTの全額を保険適用することは不可能である．そこで回数を限定して保障する制度や，部分的に保険適用する制度などの導入が期待されている．

平成14年7月，厚生労働大臣が少子化対策の一環としてARTにかかる費用について何らかの支援態勢が必要という発言があった．これを受けて厚生労働省は「特定不妊治療費助成事業実施要綱」を公表した．特定不妊治療とは体外受精と顕微授精を指し，事業主体は都道府県および中核市であり，国は都道府県などがこの事業のために支出した費用に対し，予算の範囲内でその2分の1を補助するものと規定している．この事業は保険診療と保険外診療を組み合わせて行う混合診療を認めているものではなく，保険外診療費である特定不妊治療を受けた場合の自己負担の一部を助成するものであると明記している．すなわち保険診療ではない．しかし，額的には極めて少なく，1年度当たり10万円を限度に通算2年以内助成するとしている．報道によれば，厚生労働省が2004年度に計上した予算額は50億円であった．

少子化対策医療を国策医療として位置づけるなら，医療保険の適用も含めた抜本的な支援措置をこれ以上遅らせるわけにはいかない．

D 多胎妊娠

1 多胎の発生頻度

多胎妊娠は,卵巣過剰刺激症候群(OHSS)と並んでARTの安全性をおびやかす重要な副作用で生殖医療の陰の部分といえる.わが国における過去40年間の多胎出生率をみると(図2-4),双胎出産率は1950年代の約1.5倍に,3胎以上の多胎出産率は6倍になっている.言うまでもなく高度化した不妊治療の普及によるものである.年次推移をみると,新しい治療技術の導入や展開が節目になって,それを反映して変動していると考えられる.1960年代半ば閉経期婦人尿中性腺刺激ホルモンhuman menopausal gonadotropin(hMG)製剤の臨床応用の開始時期から徐々に上昇し始め,1970年代半ばhMG製剤の保険採用によって加速され,1990年代初め体外受精が本格化するとともに急上昇している.特に3胎以上の多胎率に著明である.

多胎の要因は排卵誘発剤による多発排卵(体内受精)と,体外受精における複数の胚移植とに2大別することが出来る.排卵誘発剤でも,クロミフェンなどの抗エストロゲン剤ではせいぜい5%までの双胎であるのに対し,hMG製剤の注射では20%と実に5人に1人が多胎で,そのうち3分の1が3胎以上の超多胎である.他方,もう一つの要因であるARTについてみると,標準体外受精,顕微授精とも約20%と排卵誘発並みの高率で発生している.

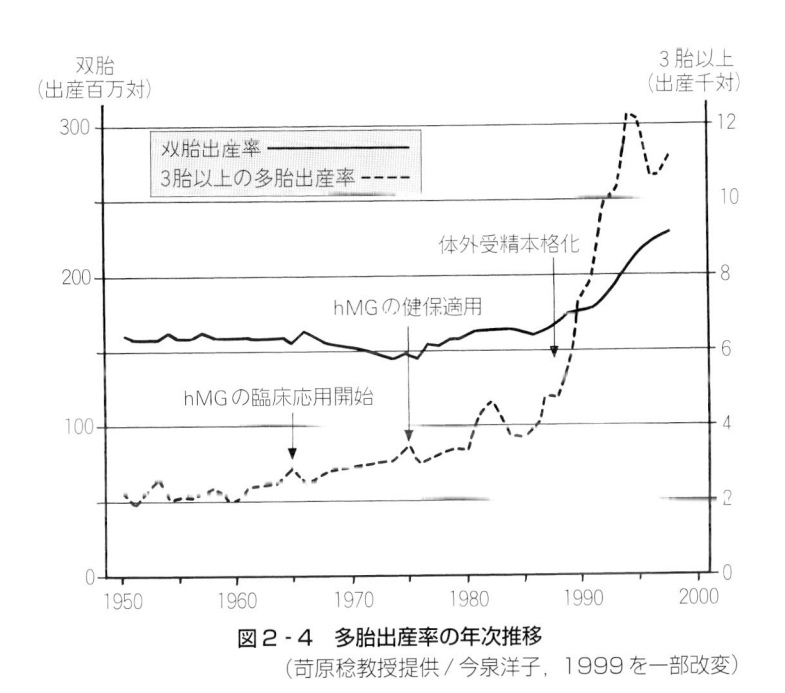

図2-4 多胎出産率の年次推移
(苛原稔教授提供/今泉洋子,1999を一部改変)

ちなみに，多胎の自然発生頻度は80のn-1乗（nは多胎数）分の1であるので，双胎は80例に1例となるので，1.25％と自然の発生頻度の約16倍となる．

2 日本産科婦人科学会の対応

　日本産科婦人科学会は多胎出産の急増に対し，母児の周産期管理の立場から危機感を募らせ，実態調査と対策に乗り出した．調査の結果，hMG製剤の注射による多胎は注射量の増加につれて上昇すること，ARTにおける多胎について，は移植胚数を増やすにつれて直線状に上昇するが，妊娠率は移植胚数3個までは上昇するものの，それ以上胚の数を増やしても横這い状態であることが分かった（図2-5）．これらの調査結果を踏まえて同学会は，多胎妊娠に対する減胎手術の可否や適応よりも，多胎の発生防止そのものが重要との結論に達し，平成8（1996）年「多胎妊娠」に関する見解を公表した．その内容は，
　①排卵誘発に用いるゴナドトロピンの治療周期当りの使用量をできるだけ少なくすること，
　②体外受精・胚移植では，移植する胚数を原則として3個以内とすること，
を求めることとした．②に関しては諸外国でも同様なコンセンサスが得られている．

　日産婦学会の年次報告によれば，ARTに限定した場合の多胎妊娠率は，平成7年ピークに達して19.8％を記録したが，この見解の公表以来漸減し，平成13年には17.2％に低下している．近年胞胚(胚盤胞)までへの体外発生培養技術が改良，普及するにつれて，1～2個の胞胚移植を目標とした研究が世界で展開されている．

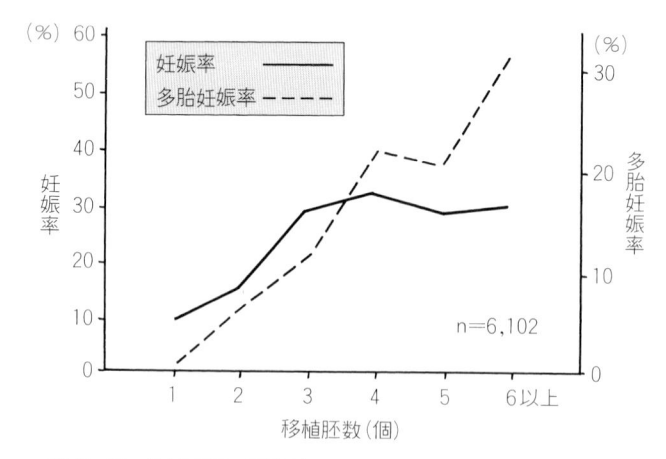

図2-5　**体外受精・胚移植における新鮮胚の移植数と妊娠率および多胎妊娠率の推移**
（日本産科婦人科学会・内分泌委員会報告，1994）

E 減胎（数）手術

1 発　端

　昭和61（1986）年諏訪市の根津八紘医師が，4胎妊娠例に対し2胎を挟み出すという手法で2胎に減数し，残り2胎を無事出産に至らしめた1症例を，日本産科婦人科学会関東地方連合部会で発表した．これが減数手術という名で新聞報道され，一躍世論の注目を浴びることとなった．

　この報告に対し，日本母性保護産婦人科医会（現在の日本産婦人科医会）は暫く事態を見守っていたが，昭和63（1998）年3月，一部の胎児を消滅させる減数手術は，現行法規である母体保護法第2条第2項に定められた「妊娠中絶手術」の定義に違反する恐れがあること，堕胎罪の適応を受ける可能性があること，などの理由を挙げた上，法律がある以上それに従うべきであるとして，減胎手術をしてはならないと会員に伝達した．この考え方は，平成5（1993）年3月の日母医報に掲載された．

2　日本受精着床学会のシンポジウム「減数手術」

　多胎が問題となる理由は，妊娠中の周産期管理上の問題と，生まれてくる児に対する障害の問題があるからである．児の後障害は3胎（3.6％）以上で起こりやすく，4胎（10.2％）では有意に増加する．しかし，生殖医療の現場では，減胎手術の必要性と合法性との間の矛盾が医師と患者に深刻な問題を提起している．減数手術はいわゆる間引き手術で，医学的適応と倫理的妥当性がぎりぎりの鬩ぎ合いをする生々しい生殖医療の現場を象徴する事例である．そこで日本受精着床学会は，平成7年の学術集会で「多胎をめぐって」と銘打ったシンポジウムを設け，その1では「その予防と対策」，その2では「減数手術」を取り上げた．日母伝達を含めて中絶手術の定義や解釈，立法の精神などについて多方面の立場から活発な意見の交換が行われた．

　発端者である根津八紘医師は，「10年間の減胎手術の検討」と題して自験例192例を提示するとともに，緊急避難処置として実施することは許されるとの意見を開陳した．

　我妻堯博士はアメリカの状況を紹介したなかで，1973年の最高裁判決を紹介し，妊娠第3半期 first trimester の中絶は女性と医師との間で決められるべきプライバシーの問題であって，州法は干渉すべきではないとされているという．わが国では母体保護法によって規制されているが，第2条第2項に「人工妊娠中絶とは胎児が母体外において生命を保続することのできない時期に，人工的に胎児およびその付属物を母体外に排出することをいう」と具体

的な方法まで決められている．この条文の解釈について，減数手術で処置してから約32週後の生存胎児の娩出時に，中絶胎児とその付属物が排出されるものと拡大解釈すれば，母体保護法違反にはならないと解説した．

慶應義塾大学の中谷瑾子名誉教授は，生殖医療に詳しい法律家の立場から見解を述べた．減胎手術に関する法規定を設けているのは1990年に制定されたイギリスの「ヒト受精および初期胚の研究に関する法律 Human Fertilization and Embryology Act(HFEA)」のみで，その37条は1967年の「堕胎法 Abortion Act」を改正したものであるという．その第5項に (a) 選択的胎児殺 selective feticide (胎児条項), (b) 選択的減数 selective reduction (母体条項) を合法化している．優生保護法制定当時 (昭和23年) には減胎術は技法として存在せず，したがってこれに関する法規定もないので，「法的に自由な領域」として不問に付することは許されるとの解釈が成立するという．さらにこの法理に根拠を求めるまでもなく，当然予想される危険を回避するための減数手術は，緊急避難として，また緊急避難の要件を具備していないとしても，刑法第35条の正当行為として許容されるべきもの (違法性阻却) であるという．したがって，現行法上でも減胎術を許容することはできるとの法理論を展開した．

また，特に医師でもなく法律家でもないが，医療ジャーナリストである藤田真一氏の意見は平明で説得力があった．同氏は「お産革命」というシリーズ記事を朝日新聞に連載していたこともあって，生殖医療の現場に詳しい．1908年に制定された刑法で定められた堕胎罪はいまや"死に法"に等しいので，これにとらわれず一定の条件の下に患者本位の医療サービス向上に心がけるべきだと指摘した．

このシンポジウムは減胎手術について問題の所在がどこにあるか，医療現場ではどう対処すべきかについて一定の法的，実務的方向性を示したという点では大きな意義があった．数は減ったものの減胎手術は今も水面下で半ば公然と実施されており，マスコミも無関心になった．期せずして生殖医療における倫理と法律の難しさをまざまざと見せつけられたが，"死に法"のもつ意味と限界を認識するだけでなく，医療行為の妥当性を保障する何らかの公的な文書が出されることが望まれる．

3　日本母性保護産婦人科医会の提案

日本母性保護産婦人科医会は，減胎手術の禁止を会員に伝達する一方で，医療現場の実情がこの手術の必要性を求めており，また実施が依然として潜行していることなどから，同医会の中の法制検討委員会は，4年間にわたって減胎手術を含めた現行の母体保護法の改正案を議論し，平成11 (1999) 年3月の代議員会に報告している．

母体保護法によって定められている人工妊娠中絶の適応は，「身体的または経済的理由で母体の健康を著しく害するおそれがある場合」と「暴行されて妊娠した場合」に限られており，「胎児の異常」(いわゆる胎児条項) そのものは認められていない．このような規制は医

療現場の実態と著しく異なっており，年間30～40万件におよぶ人工妊娠中絶の主な理由は，身体的または経済的理由とされている．さらに女性が自分の健康を守るための人工妊娠中絶，すなわち女性の生殖に関する自己決定権，いわゆるリプロダクティブ・ヘルス/ライツ（1990年WHOのM Fathala博士によって提唱された概念で，妊娠初期の一定期間の中絶を，理由を問わず妊婦の希望によって可能とする考え．期限規定方式による中絶の自由で先進国の多くが採用している）は，女性の幸福追求権に属するという国際的な思潮にも照らし合わせて，現行の母体保護法の改正を盛り込んだ報告書である．

その内容は，
①不治または致死的な疾患のある胎児の中絶，いわゆる胎児条項を設ける，
②妊娠12週未満の中絶について女性の自己決定権を認める，
③不妊治療に伴って多胎妊娠となった場合に一部の胎児を消滅させる減数手術を認める，
が骨子となっている．

この改正案がその後どうなったかについては，法改正につながる国民的議論が起こったという報道はされていない．胎児条項を導入するとしても，妊娠22週以降の胎児に対して適応可とするかどうか，大きな議論が残されている．

4　厚生労働省・生殖補助医療専門委員会/部会の見解

厚生労働省・生殖補助専門委員会/部会はその報告書のなかで，
①原則としては行われるべきではないため，母体保護法の改正により，人工妊娠中絶の規定を改める必要はない，
②多胎妊娠の予防措置を講じたのにもかかわらず，やむを得ず多胎（4胎以上，止むを得ない場合にあっては3胎以上）となった場合には，母子の生命健康の保護の観点から，実施されるものについては，認められ得る，
③減数手術の適応と内容については，母子の生命保護の観点から個別に慎重に判断すべきもの，
と条件付き容認の見解を出している．そして，実施条件が厳格に守られるためには，行政または学会において，これをルール化することが必要であるとしている．

F 流　　産

1　頻度と母体年齢依存性

　流産は妊娠22週未満に妊娠が中絶する異常妊娠で，自然流産と人工流産とがある．自然流産には，散発性と反復（2回続けて），習慣（3回以上続けて）流産とがある．散発性流産は妊娠の 10〜15％の頻度で起こるが，習慣流産は 1〜2％程度である．

　流産の原因には，子宮奇形，ホルモン異常，免疫異常，染色体異常などが考えられている．散発性流産では染色体異常が圧倒的に多く50％以上を占めるといわれる．習慣流産では染色体異常の頻度は減少して20％程度となり，最も多いのは原因不明で少なくとも50％を占める．

　染色体異常のうち，ほとんどは胎児/胚の染色体異常（それも数の異常）であるが，両親のいずれかが染色体構造異常の保因者であることも5％程度あるといわれるので，3回以上連続する習慣流産では，胎児だけでなく両親の染色体検査は欠かせない．

　流産の頻度は母体年齢に依存している．30台歳前半までは10％前後であるが，その後は年齢とともに増加し，30歳台後半に入ると20％，40歳台前半40％と倍々に増える．そして40歳台後半になると，実に4人に3人までが流産してしまう（Andersonら）（図2-6）．体外受精時の流産率もほぼ同じ傾向が見られる．

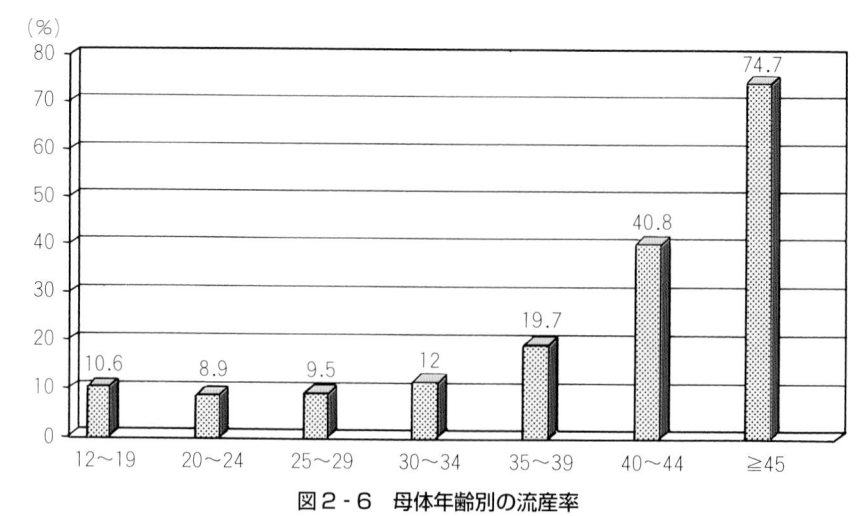

図2-6　母体年齢別の流産率
（Andersen et al, 2000/久保春海教授提供）

2 生殖ロス reproductive wastage

生殖過程において，胎児や胚が失われる現象を生殖ロス reproductive wastage と呼んでいて，自然陶汰という概念で今日まで説明されてきた．原因の所在からは，母体側と胎児/胚側由来に大別される．発生時期からは，着床前胚発育異常，着床不全，臨床前流産（化学流産）臨床流産（胎嚢：gestational sac 出現後の流産）などに分かれるが，共通した主な原因は染色体異常である．染色体異常でも胚/胎児の側にあることが圧倒的に多く，頻度は低いが両親の染色体異常にも起因する．

生殖プロセスにおける染色体異常の実態は図 2-7 に示した通りである．卵子形成過程で約25%，精子形成過程で約10%，それに受精過程での8%が加わり，受精の時点では約40%の染色体異常があるとされる．以後，着床前期，妊娠前期，中期，後期と進むにつれて異常の頻度は減少するが，全経過で失われる胚の数は膨大である．

そもそも配偶子の形成過程では，染色体異常の有無にかかわらず莫大な数の配偶子が生理的に失われている．アポトーシスという概念で一応は説明されているが，どうしてこんなにも大きなロスが課せられるのかの生物学的意味はまだ判っていない．自然陶汰といってしまえば単純であろうが，種の存続を懸けた生殖戦略であるとすれば，生殖ロスは無駄に起こっているわけではなく，何らかの種特異的な遺伝子調節が働いているのかも知れない．

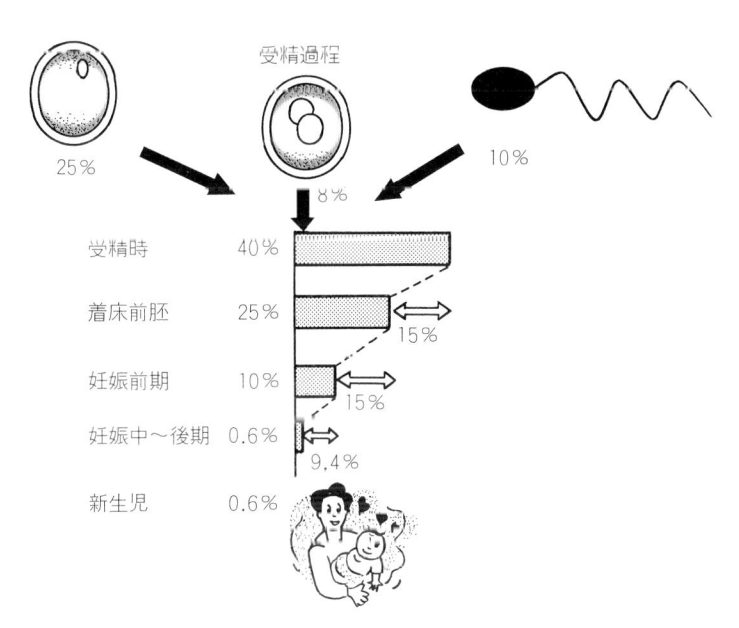

図 2-7 生殖ロス―染色体異常胚の発生と自然淘汰―
（Plachot and Ohama/久保春海教授提供）

第2章　配偶者間の生殖補助医療

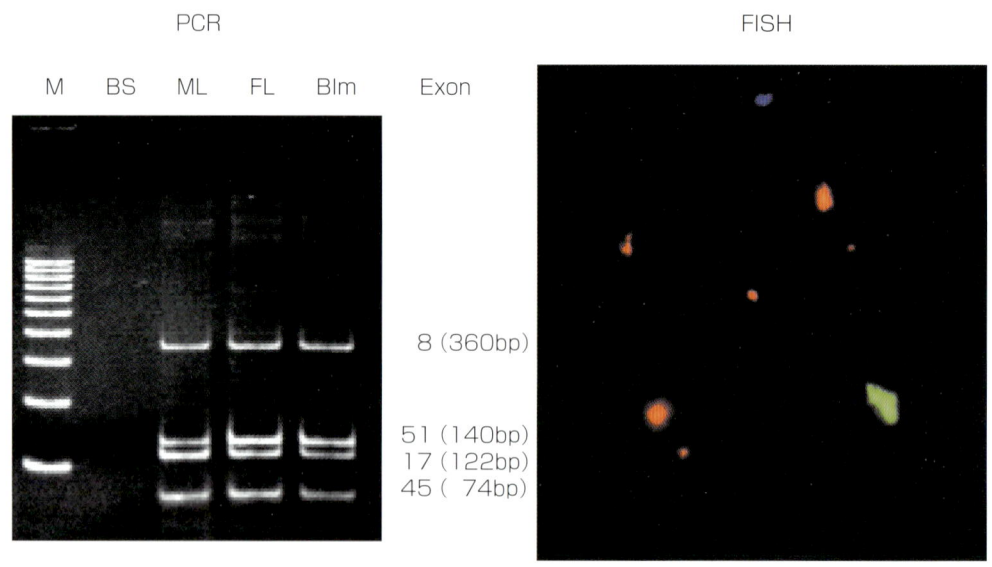

図2-8　PCR-FISHリサイクリング法

（久保春海教授提供）

3　分子遺伝学的分析技術

分子生物学の進歩により，染色体検査と家系調査を主とした細胞遺伝学に加えて，分子生物学的分析手技を導入した分子遺伝学の色彩が濃くなった．これが体外受精学と結合して生殖遺伝学が出現した．

DNAベースの分子生物学的手法には2つの技法がある．配偶子や胚の染色体異常の検出には，目的とする染色体特異的なDNAプローブを用いるfluorescence in situ hybridization(FISH)法（配偶子や胚の染色体分析には分裂間期の細胞核内シグナルを数えて異数性を調べる．ただし構造異常は検出できない）と，目的とする疾患の責任遺伝子に特異的なDNAプローブを用いるpolymerase chain reaction(PCR)法である．胚診断で対象とする染色体は，現在，X，Yのほか1, 13, 15, 16, 18, 21, 22の常染色体を含めた計9種である．PCR法は遺伝性疾患の発症リスクをもった胚の遺伝子診断に用いられることが多い．

生殖細胞を対象とするので使用できる細胞数が極めて微量である．そこで生殖遺伝の分野では，PCR法とFISH法を連続して同一サンプルに適用できるリサイクリング法が開発された．分割胚から1～2個の割球を取り出し，第一段階のPCRに続いてFISHと第二段階のPCRを行う方法である（図2-8）．

4　ヒト胚の細胞遺伝（染色体異常）のあらまし

胚の染色体異常には，数の異常と構造異常とがある．数異常には倍数性異常aploidy，異

F. 流　産

数性異常 aneuploidy，それに混数性異常（染色体の異なる2つ以上の細胞系列より成る胚で，モザイク胚とキメラ胚とがある）が区別される（**図2-9**）．一方，構造異常には，遺伝子に過不足を生じない均衡型異常 balanced（相互転座やロバートソン転座など）と，不均衡型異常 unbalanced（欠失や重複など）に大別される．構造異常は，保因者である親の構造異常が子に伝えられたものであるので，習慣流産で胎児組織の染色体異常が検出されないときには，両親の染色体の構造異常を調べる必要がある．アメリカなどでは反復流産では親の染色体をルチーンに検査するという．検査料を考えるとわが国で同じように実施することはできないが，習慣流産ではやはり必要な検査といえる．習慣流産では夫婦いずれかに3～5％の頻度で構造異常が見い出されると言われている．

　同じことは反復体外受精不成功についても，習慣流産と同じような両親染色体の構造異常をもつ可能性がある．原因が特定できない反復体外受精不成功では，両親の染色体を調べる必要がある．ちなみに不妊夫婦の染色体異常の発現頻度は，妻6％，夫12％と，習慣流産夫婦のそれよりも明らかに高い（**表2-7**）．

　ヒト体外受精胚のFISH分析の結果，外見上きれいな胚でもかなりの頻度（25～50％）に染色体異常がみられる．モザイク胚というのは，混数性の数異常胚の一種で，一つの胚の中に染色体数の異なる2つ以上の細胞を含む胚で，3倍体などの倍数体モザイクとトリソミーなどの異数体モザイクがある（図2-9）．トリソミーなどの異数体モザイクの出現頻度は低く，30％くらいは異数性細胞と多倍性細胞との低頻度モザイクである．モザイクの発生のメカニズムは受精後の細胞分裂のときの不分離であるが，原因となるのは卵の加齢と精巣精子にみられる中心体構造の異常である．モザイク胚は自然淘汰されるか，救助現象 aneuploidy rescue によって分割が進行するものもある．モザイクのなかには，胚単位ではなく割球単位

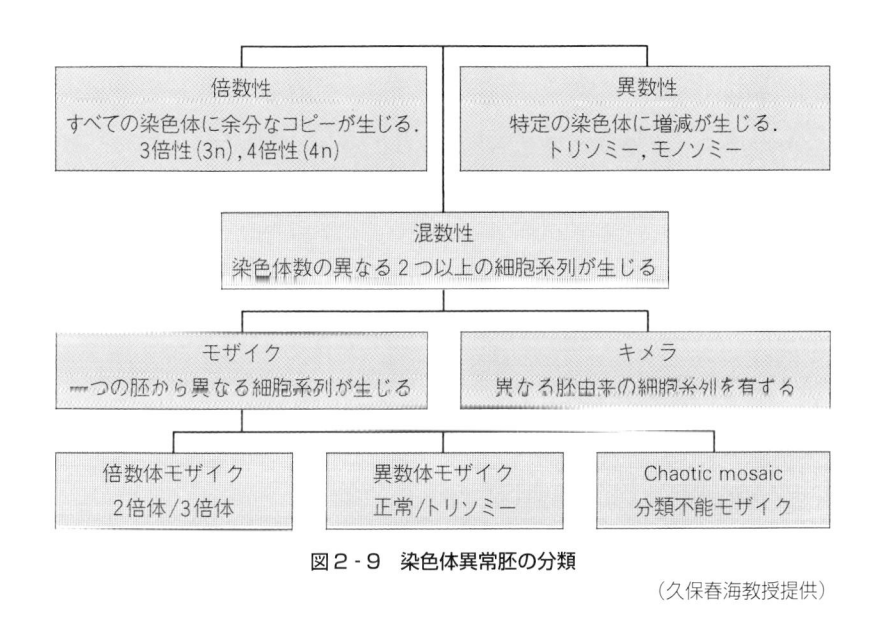

図2-9　染色体異常胚の分類

（久保春海教授提供）

表2-7 不妊カップルの染色体異常頻度
（Mau et al 1997/久保春海教授提供）

	妻 (n=150)	夫 (n=150)
正常核型	130	119
性染色体モザイク	6	7
ロバートソン転座	0	4
常染色体均衡型転座	2	4
逆位	1	2
マーカー染色体	0	1
計	9 (6.0%)	18 (12.0%)

表2-8 不妊女性の年齢と胚の染色体異常
（久保春海教授提供）

年齢	<35yr	35～40yr	≧40yr
正常（2倍体）	42.8%	41.1%	34.9%
2倍体モザイク	9.9%	4.6%	3.1%
分類不能モザイク	20.8%	19.3%	18.9%
異数体	12.2%[a]	18.7%	31.0%[b]
その他	14.3%	16.3%	12.1%

a, b $p < 0.001$
FISHプローブ：X, Y, 13, 15, 16, 18, 21

で染色体構成が異なるものも見つかっており、ケイオティック chaotic 胚（Delhanty ら）と呼ばれている．発育異常胚の25%はこのケイオティック胚であるらしい．

　胚の質の評価にはその姿が一次基準となっているが、倍数性異常胚だけでなくモザイク胚やケイオティック胚を含めて外観は綺麗なので、この基準では染色体レベルでは必ずしも良好胚とはいえない．大まかに言えば、グレードI胚ではモザイクやケイオティックである可能性は低く、グレードIIやIIIでは正常と異常胚がほぼ同頻度にみられるという．不妊女性の年齢と胚の染色体異常との関係は、表2-8に示したように、40歳以上の加齢者では異数性異常が多い．

5　ヒト卵子の細胞遺伝（染色体異常）のあらまし

　卵子形成過程で起こる染色体異常の頻度はおよそ25%であると前述した．美甘らの多施設共同調査の成績では22.8%であるが、そのうち数異常は18.1%、構造異常は4.7%となっており、数異常が圧倒的に多い．卵子の染色体異常と調節排卵刺激との関連は、動物実験的にはないとされているが、母体年齢依存性がある．生殖年齢婦人全般の未受精卵の染色体異常出現率は、異数性異常の出現頻度は若年群よりも高年群で有意に高いという（Miharuら，Pellestorら）．

　ART対象患者の半数以上は35歳以上の加齢者であるとの報告が多いので、卵子の染色体異常は加齢不妊に対するARTで大きな難関である．35歳以上の患者に対する1297周期の治療で得られた6,733個の卵の第1、第2極体を分析した結果（KulievとVerlinsky）、第1成熟分裂（MI）エラーは41.8%、第2成熟分裂（MII）エラーは30.7%、両者いずれかが27.6%となっている．MIエラーがMIIエラーよりもかなり起こりやすいことが指摘されている．MIエラーは2種の分離異常が関与しており、染色体不分離 nondisjunction と predivision である．nondisjunction は2価染色体が第1減数分裂後期に不分離を起こして、卵子あるいは第1極体に不均等に分離される異常で、prevision は第1減数分裂中期までに2価染色体が分離して2つの1価染色体（二分染色体）となり、それが分裂後期に両極に2分されて、卵

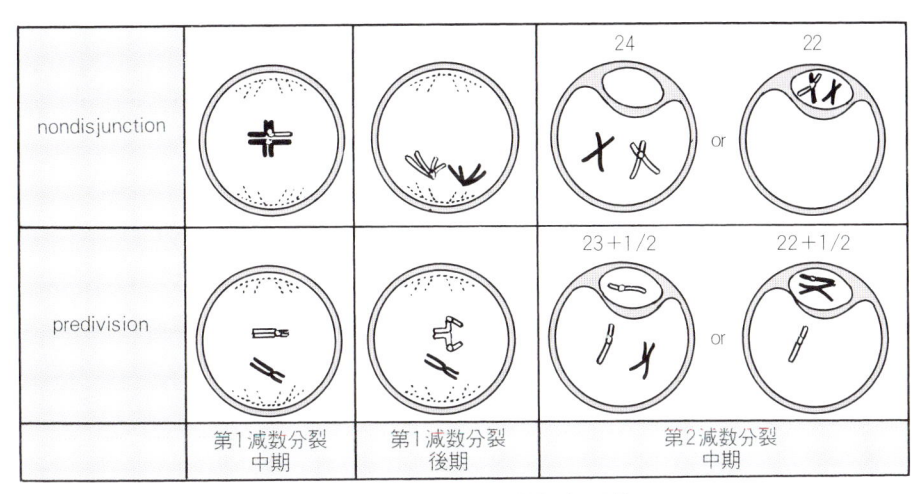

図2-10 卵の第一減数分裂の異常

（三春範夫博士提供）

子と第1極体に分離される異常である（図2-10）．加齢卵子の細胞質はこのような分離機能が衰えていると考えられる．

6 ヒト精子の細胞遺伝（染色体異常）のあらまし

ヒト精子の染色体異常の頻度は卵に比べて低く8～15%位とされている．ハムスター卵との異種間体外受精法を独自に改良したKamiguchiとMikamoの分析成績では，精子の数と構造異常を合わせて15.5%である．うち1.4%は数異常で，14.1%は構造異常であり，卵子の場合とは対照的である．大部分は第2成熟分裂以降，射精までに生じたDNA障害に起因するものと考えられている．ヒト精子染色体は動物精子より放射線や化学毒性に2～6倍感受性が高いので，構造異常が出やすいという（鈴森 薫）．

FISH法が導入されてX，Y，1，13，16，18，21番染色体に対する特異プローブを用いて検討した結果，18番染色体，XとY性染色体のダイソミーが0.15%程度，2倍体精子が0.10%で，トータルで0.67%であった．各染色体のダイソミー出現率を仮に0.15%として計算すると，23対でほぼ3.5%となり，異種間体外受精法に比して数異常値はかなり高くなるという．その理由として，鈴森 薫教授によると，異種間体外受精法で卵子に侵入できるのは受精能の良好な精子のみで，選択がかかっているからではないかと考えられている．

●●●G 顕微授精 Intracytoplasmic Sperm Injection (ICSI)

1 生殖医療上の意味

　顕微授精は歴史的には，透明帯穿孔 zona drilling，透明帯開口 zona opening，透明帯切開 partial zona dissection (PZD)，囲卵腔内精子注入法 subzonal sperm injection (SUZI)，卵細胞質内精子注入法 intracytoplasmic sperm injection (ICSI) の順に発展してきたが，現在ではICSIが圧倒的主流となり，顕微授精といえばICSIを指している．一種の強制受精法であるため，卵子側の要因による受精障害だけでなく，重篤な乏精子症や無精子症に対しても強力な威力を発揮し，andrologic ARTと呼んでもよい新しい治療区を創出した．ART治療体系の樹立のなかで，胚凍結保存，卵巣刺激法，着床前診断と並んでARTを支える柱として極めて重要な位置を占めている．

　本邦では平成4 (1992) 年，日本産婦人科学会が「顕微授精法の臨床実施に関する見解」を公表して以来実施されている．同学会の年次集計によれば，平成13年の顕微授精による治療周期数は30,369に達し，同年の標準体外受精法による治療周期数32,676に匹敵する数値に達している．このように，ICSIなくしては現代のARTは存立し得ないまでになっているが，その適応や実施に伴うカウンセリング態勢の不備も指摘されなければならない．

2 精子形成の細胞遺伝 (Y染色体異常) と分子遺伝 (関連遺伝子群)

　Y染色体は小型でX染色体の1/3の長さしかない．Y染色体両端には偽常染色体領域 pseudoautosomal region (PAR) があって，サイズの異なる性染色体同士がこの領域で受動的な附合をする．真性クロマチン部と異質クロマチン部は図2-11に示すように，PARを除いた部分である．

　真性クロマチン長腕遠位側には，精子形成候補遺伝子が存在し，異質クロマチン部と合わせた領域を男性特異Y領域 male-specific region of the Y (MSY) と呼ばれている．Y染色体の全塩基配列が確定される前には，意味のないがらくた繰り返し配列 junky repeat から成る非組み換え領域と考えられていたが，全塩基配列が決定されてみると，ホモロジーの高い極めて正確な回文構造 parindrome を持っていることが分かり，現在では実はここに精子形成に係わる候補遺伝子が座位していることも明らかとなってきた (図2-12)．

　精子形成障害と関係して，Y染色体上に無精子症因子 azoospermia factor (AZF) 領域があると，1976年Tiepoleらによって提唱されて以来，この領域に精子形成に関与する遺伝子座が集中していることが判明してきた．その後，RNA binding motif of Y (RBMY) やdeleted

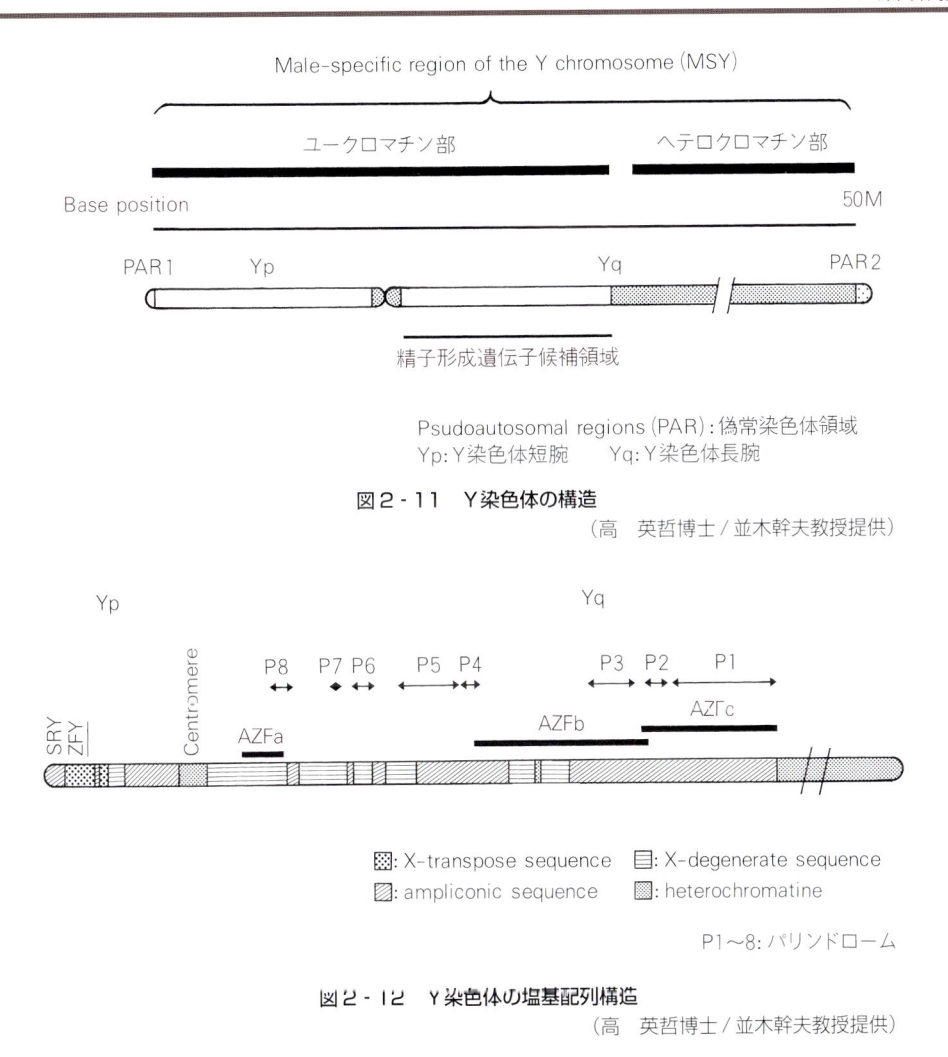

図2-11 Y染色体の構造
（高 英哲博士/並木幹夫教授提供）

図2-12 Y染色体の塩基配列構造
（高 英哲博士/並木幹夫教授提供）

in azoospermia（DAZ）などの遺伝子が同定されたが，精子形成には関与するがいずれも責任遺伝子ではないと考えられている．むしろ，AZF領域の微少欠損 microdeletion と臨床像を対比すると，AZFa欠損では単独セルトリー細胞症候群 Sertoli Cell Only Syndrome，AZFb欠損では精子成熟停止 maturation arrest，AZFc欠損では非定型造精障害がみられたという．並木らは特発性無精子症400例について検討したところ，その7％にAZF領域の微小欠失を認め，その大部分はAZFbとAZFcに集中していたと報告している（図2-13）．

3 ICSIの適応

ICSIの原理から1匹の精子があれば受精可能である．そこで，無精子症患者の精巣上体精子や精巣内精子を用いてICSIする方法，すなわち精巣上体精子回収法 microsurgical epididymal sperm aspiration（MESA）や精巣精子抽出法 testicular sperm extraction（TESE）

- 精子形成遺伝子領域における，Y染色体長腕遠位側を *AZF* (Azoospermia factor) 領域と定義

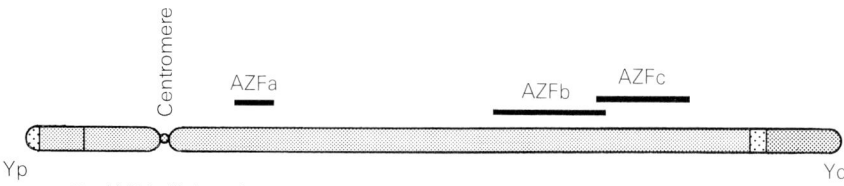

（Y染色体図：Centromere, AZFa, AZFb, AZFc, Yp, Yq）

- その精巣組織表現型から，AZFa, b, c と分類されている．
- AZFa 領域は Sertoli cell-only syndrome (SCO)．
- AZFb 領域は spermatogenic maturation arrest
- AZFc 領域は非定型的

図2-13 AZF領域と定義

（高　英哲博士／並木幹夫教授提供）

表2-9　日本不妊学会会告，理事会報告および倫理委員会報告一覧

○理事会報告：顕微授精法の臨床応用に関する見解．平成2年（1990）11月
○倫理委員会報告：「代理母」の問題についての理事会見解．平成4年（1992）11月
○倫理委員会報告：営利目的の生殖医療斡旋業者への非関与．平成8年（1966）5月
○倫理委員会報告：ヒト円形精子細胞を培養する授精法について．平成9年（1997）10月
○会告：動物の構築を用いたヒト精祖細胞の研究について．平成11年（1999）11月
○会告：染色体の数異常や構造異常による男性不妊の精子の臨床応用について．平成12年（2000）3月
○会告：Y染色体微小欠失を有する不妊患者に対する顕微授精について．平成12年（2000）9月
○会告：「クローン人間の産生に関する」日本不妊学会の見解．平成13年（2001）3月
○倫理委員会報告：「クローン技術の生殖補助医療への応用に関する検討」に関する報告．平成13年（2001）6月
○会告：「医学的介入により造精機能低下の可能性のある男性の精子の凍結保存」に関する見解．平成15年（2003）9月

により妊娠出産が可能となった．これらの方法で用いる精子はいずれも変態 spermiogenesis を遂げたものであるが，分化の上流にある精子細胞を ICSI に供する試みも外国で実施されるようになった．精子細胞いは円形精子細胞 round spermatid と伸長精子細胞 elongated spermatid があり，それぞれ円形精子細胞注入法 round spermatid injection (ROSI)，伸長精子細胞注入法 elongated spermatid injection (ELSI) といわれている．MESA や TESE に比べると ROSI や ELSI の受精率や胚発生率はかなり低い．

　日本不妊学会・倫理委員会は，平成7（1995）年10月「ヒト円形精子細胞を用いた授精法について」の報告のなかで，「動物実験を含む基礎研究が不足しており，安全面に関する諸問題の解明を待って実施されるべきであり，臨床応用に慎重であることを希望する」としている．その後，円形精子細胞を培養して得られたとする精子を用いることに関し，平成9（1997）年10月「ヒト円形精子細胞を培養する授精法について」の報告では，「円形精子細胞を出発点とする以上，完成した精子にまで成熟したという確認がないこと，長期間培養することによる異常発生の危険の可能性もあることから，さらに基礎研究を重ねた上で改めて臨床応用の適否を判定する」との見解を表明している（表2-9）．

ベルギー，イタリアなどでは円形精子細胞（前期精子細胞）や伸長精子細胞（後期精子細胞）を用いた ICSI により，かなりの例の妊娠出産例が報告されている．本邦では上記のようにROSI は認められていないが ELSI は認められている．その根拠は，ROSI での成功例は極めて少ないのに対し，ELSI では多数の成功例が報告されていること，伸長精子細胞の精子核の構造が成熟精子に近いこと，伸長精子細胞は充分な卵活性化能をもつことなどである．非閉塞性無精子症の約2/3までが，第一精母細胞までの段階で分化停止の状態にあるので，精母細胞を体外で成熟精子にまで分化成熟させる培養系が確立されると大きな福音となる．

4　ICSI 患者へのカウンセリング

　ICSIは，特に男性不妊に対して威力を発揮することは歴然としているが，良いことばかりではない．精子染色体の数や構造異常が，多く見積もると，正常な受精能をもった男性の精子でも15％程度に発生するという事実を勘案すると，重篤な乏精子症の射出精子や無精子症男性の精巣内精子ではもっと高い頻度で染色体異常が起こっていると予想される．これらの精子を用いて ICSI 治療をするに当たっては，あらかじめ患者に十分な情報を提供した上で，患者夫婦の主体的な意思決定をまつべきである．そこで，日本不妊学会は，平成12（2000）年3月「染色体の数異常や構造異常による男性不妊の精子の臨床応用について」という会告を公表している．そのなかで「このような精子によって成立した妊娠では，児に同様の染色体の数異常や構造異常の形質を伝える可能性があることを充分に説明する」との注意を喚起している．

　さらにY染色体のゲノム塩基配列の確定によって，精子形成関連遺伝子群が AZF 領域に集中していることが明らかになってきた．責任遺伝子は未確定ではあるが，AZF 領域の遺伝子の微小欠失 microdeletion によって精子形成障害が発生することは決定的となった．1999年 Simoni らの報告によると，男性不妊患者の7.3％が AZF 領域の微小欠失をもっており，内訳は無精子症の66％，精子濃度500万/ml 以下の高度乏精子症では28％，500〜2000万/ml の軽度乏精子症の6％に微少欠失が見い出されるという．このように Y 染色体上の遺伝子解析は，X 染色体のそれに比して著しく進んでいる．

　ともかく Y 染色体 AZF 領域の微小欠失 Y - microdeletion をもった男性の精子でも，ICSIを用いて挙児可能であると同時に，この微小欠失が次世代の男児に伝達されるとの臨床例も報告されるようになった．そこで日本不妊学会は，平成12（2000）年9月「Y 染色体微小欠失を有する不妊患者に対する顕微授精について」との会告を公表して，このような患者にICSI 治療を実施する際の注意を喚起している．そのなかで「Y 染色体上の微小欠失をもった患者の精子を用いた顕微授精によって成立した妊娠では，出生児が男子の場合，遺伝子異常が伝達される可能性があることを充分に説明する」との条項が含まれている．

●●● H 着床前診断

1 着床前胚診断 preimplantation genetic diagnosis (PGD) とは

　体外受精と分子遺伝学が結合して生殖遺伝学という新しい生殖医学の分野が誕生した．胎児の遺伝異常の有無を調べるため，これまで専ら着床後診断 postimplantation genetic diagnosis で，妊娠中の羊水や絨毛組織，場合により臍帯血や母体血中の胎児由来細胞を採取して，染色体検査を中心とした細胞遺伝学検査が行われてきた．その後，分子生物学的方法が遺伝医学のなかに取り入れられ，遺伝病に対するDNAベースの遺伝子診断が可能となり，出生前遺伝学が急速に進歩した．体外受精が普及するにつれ，胚を移植する前に胚細胞の一部を採取して，細胞遺伝学や分子遺伝学的方法を駆使して胚の染色体異常や遺伝子異常の有無を調べ，正常胚だけを移植することが可能となった．

　このような進歩を背景として，1990年英国のHandysideらがX連鎖遺伝疾患をもった児の出生を回避するため，Y染色体に特異なDNAプローブを用いて胚の性別判定を行い，健常児を得ることに成功した．同年アメリカのVerlinskyらは，極体検査により常染色体劣性遺伝病に罹患しない児の出生に成功した．後者は前者ほど注目されなかったが，この2つの報告がきっかけとなって，遺伝病をもった児の妊娠を回避する有効な手段としてPGDが急速に普及した．

　染色体の正常な胚の選択を可能としたPGDは，その後遺伝病の回避以外に，骨髄幹細胞移植を必要とする児への骨髄細胞の提供が可能なHLA適合性をもった胚の選定へと，適応範囲が広がった（いわゆるデザイナー・ベビー）．PGDによって遺伝疾患のリスクから開放された健常児の出生数は，2004年までに世界でおよそ1,000人に達している．

2 着床前胚スクリーニング preimplantation genetic screening (PGS)

　不妊治療の目的に応用される着床前胚診断を，特に着床前胚スクリーニング preimplantation genetic screening (PGS)，あるいは着床前染色体異数性胚スクリーニング PGD-Aneuploidy Screening (PGD-AS) として，遺伝病の回避を目的とするPGDとは区別されるべきである．しかし，診断技術と対象が胚であるという点が共通しているため，両者はしばしばPGDと総称され誤解を招いているきらいがある．

　着床前胚診断は顕微授精や胚凍結と並んでARTの質の向上に大きく貢献することとなった．1993年，MunneらはFISH法を用いて，分割中の胚細胞（割球）の染色体検査をすることにより，正数染色体 euploid をもった胚のみを移植する方法を考案した．これがPGSの

H. 着床前診断

表2-10 着床前診断に関する各国の対応

(科学技術文明研究所／朝日新聞　平成16年2月23日)

国名	規制の根拠	実施の可否，条件	性別選択	実績
日本	日本産科婦人科学会の会告（指針）	思い遺伝性疾患に限り，個別に審査	原則禁止	無申請の3件が判明
英国	ヒトの受精・胚研究法（90年），着床前診断の指針（02年）など	子供の福祉に配慮，重い遺伝性疾患に限定を期待	医学的理由のみ可	01年までに約50人出生
フランス	保健医療法典（94年）	不治の重い遺伝性疾患	医学的理由のみ可	99〜00年に260件申請
スウェーデン	ヒト受精卵のい取り扱いに関する法（91年）など	早期死亡の恐れがあり，治療できない重い進行性の遺伝性疾患	医学的理由のみ可	01年までに33組受診，14人出生
ドイツ	胚保護法（90年）	事実上禁止（議論中）	─	─
スイス	生殖医学法（98年）	禁止	─	─
オーストリア	生殖医学法（92年）	禁止	─	─
米国	連邦法なし	ほとんどの州は規制なし．一部の州は禁止	州により差？	不明
韓国	生命倫理および安全性に関する法律（03年成立）	大統領令で定める遺伝性疾患	未定	01年7月までに三星第一病院で65人出生
豪州（ビクトリア州）	不妊治療法（95年）など	遺伝性障害・疾患（詳細なリスト）	医学的理由のみ可	01年に179組受診，32人出生

はしりである．

　PGSのメリットは着床率を上げる，流産率を下げる，多胎妊娠率を下げる，トリソミーの染色体構成をもった児の出産を避けるなどである．2003年現在の諸報告によると，ニュージャージー，シカゴ，ボローニャ，イスタンブールの4施設だけで，不妊治療を目的として5,000周期近いPGSが実施されている．ごく大まかに要約するなら，FISH法だけで異数性や異数体などの染色体数異常胚を除外することにより，妊娠率は約2倍，流産率は半分になったと報告されている．

3　着床前診断に対する各国の対応

　科学技術文明研究所の調査では（表2-10），PGDに対する対応は国によって大きく異なる．イギリスでは重篤な遺伝性疾患に限定してHFEAが個別審査し，8施設で実施できる．アメリカでは規制はない．フランス，オーストラリア（ビクトリア州）やスエーデンでは医学的理由に対し指定施設で実施されている．ドイツ，スイス，オーストリアは禁止しているが，ドイツでは連邦医師会，連邦議会が全面禁止を決議したものの，政府の諮問機関が条件づき容認との法解釈をしたので目下審議中とのことである．

4　日本産科婦人科学会の対応

日本産科婦人科学会は平成10（1998）年10月「着床前診断」に関する見解を会告として公表した（表2-11）．公表に至るまでの過程で，2度にわたり（平成10年3月14日，同6月10日）公開討論会を開き，障害者団体を含めて広く社会の理解を得る最大限の努力をした．その結果，

　①重篤な遺伝性疾患に限り，申請ごとに個別審査をする，
　②臨床研究として行う，
　③実施機関は出生前診断に実績があり，遺伝子診断技術に関する業績のあること，

を骨子とした厳しい条件の下に実施可能とした．

この見解の趣旨は，遺伝性疾患をもった児の出生を回避することであり，不妊や不育の治療目的は適応外となっている．事実，習慣流産の申請は却下されている．習慣流産や反復体外受精不成功，加齢不妊など，PGSを活用すれば患者にとって大きな利点のある適応は除外されている．日本産科婦人科学会は遺伝性疾患の回避を目的とした着床前診断の2件の申請に対し，着床前診断に関する小委員会と倫理委員会で慎重な審議を経た上で，平成16年7月，最終の倫理委員会を異例にも公開で開いた後，PGDの最初の認可を決定した．

表2-11　「着床前診断」に関する見解

（日本産科婦人科学会会告／1998年10月）

1) 受精卵（胚）の着床前診断（以下本法）に対し，ヒトの体外受精・胚移植技術の適用を認め，遵守すべき条件を2)に定める．

2) 本法を実施する場合は，以下の示す条件を遵守する．

　(1) 本法は極めて高度な技術を要する医療行為であり，臨床研究として行われる．

　(2) 本法の実施者は，生殖医学に関する高度の知識・技術を習得した医師であり，かつ遺伝性疾患に対して深い知識と出生前診断の豊かな経験を有していることを必要とする．

　(3) 本法を実施する医療機関は，すでに体外受精・胚移植による分娩例を有し，かつ出生前診断に関して実績を有することを必要とする．また，遺伝子診断の技術に関する業績を有することを要する．

　(4) 本法は重篤な遺伝性疾患に限り適用される．適応となる疾患は日本産科婦人科学会（以下本会）において申請された疾患ごとに審査される．なお，重篤な遺伝性疾患を診断する以外の目的に本法を使用してはならない．

　(5) 本法の実施にあたっては，所定の様式に従って本会に申請し，認可を得なければならない．また，実施状況とその結果について毎年定期的に報告する義務を負う．なお，申請にあたっては，会員が所属する医療機関の倫理委員会にて許可されていることを前提とする．

　(6) 本法の実施は，強い希望がありかつ夫婦間で合意が得られた場合に限り認めるものとする．本法の実施にあたっては，実施者は実施前に当該夫婦に対して，本法の概略，予想される成績，安全性，従来の出生前診断との異同などを文書にて説明のうえ，患者の自己決定権を尊重し，文書にて同意（インフォームドコンセント）を得，これを保管する．また，被実施者夫婦およびその出生児のプライバシーを厳重に守ることとする．

そしてその後，一学会の任ではないとして，
①国のレベルで着床前診断施行の臨床実施の是非の決定
②臨床実施の許可がおりるのであれば，早急に着床前診断を含めた生命倫理全体の在り方について国レベルで検討

の要望書を政府に提出した．これは最終判断を政府に委ねることになるので，いわば公共政策モデル方式に従った解決方法である．

5　投げかけられた倫理問題

着床前診断の医学的適応と倫理的妥当性をどのように調和すればよいのか．

問題の所在を整理するなら，第一点は，遺伝性疾患罹患児の出生の回避と生殖医療の質の向上という2つの医学的適応を，まず区別して考えなければならないということである．日本産婦人科学会の見解の趣旨は前者に対してであり，後者についてははそもそも最初から適応外となっている．何故そうしたのか明確な理由づけが見当たらない．

第二点は，遺伝性疾患罹患児の出生の回避に限って見た場合，当該疾患の重篤度の判定基準はなく，個々の疾患ごとに判定されるという．判定の最終倫理委員会は異例に公開で審議され，慶應義塾大学症例（デュシャンヌ型筋ジストロフィー）は承認され本邦初のPGD実施例となるが，名古屋市立大学症例（筋緊張型筋ジストロフィー）は不許可となった．この判定によってクライアントは明暗を分けることとなったが，患者の意思はどこまで反映されたのか．

命の人為選別と自然陶汰は生命倫理的にどう違うのだろうか．この場合の人為選別とは，自然陶汰される運命にある胚を自然の摂理に従って移植しないこと以上の違いがあるとすれば，親の意思の介在である．PGSの適用を必要とする患者にとって，心理的にも経費的にもどんなにかこの方法が福音となるか，患者自身の立場にならないと実感できないだろう．命の選別という点では，着床前遺伝子診断は減胎手術と共通した背景がある．減胎手術は胎児適応ではなく母体適応という認識で母体保護法上の了解が成立している．もし罹患児が生まれた場合，親の精神的，経費的，体力的負担は余人には測り知れない．親がこの重荷に耐えられるかどうかの心理学的，精神医学的な鑑定を必要としたのではないか．母体保護法の立法趣旨からすると，クライアントの意思は最も考慮されるべきではなかったのか，憲法13条で保障された個人の幸福追求権との係わりはどうなるのか，などの問題を残した．

第三点は，生殖医療の質の向上という適応を最初から考慮していないことである．この医学的適応が倫理的妥当性をもつことは自明であるにもかかわらず，見解は触れていないし，反復流産回避の適応の下に申請があっても却下している．遺伝性疾患罹患児の出生の回避という見解に縛られて，却って生殖医療への適応を困難にしたきらいがある．

平成16(2004)年3月，神戸市の大谷徹郎医師が，反復流産と男女産み分けを目的として3例に着床前診断を実施したことが明るみに出て，同医師の会員資格が剥奪された．これに対し，同医師は産婦人科学会を相手取って告訴に踏み切った．これは現行の学会見解に対する重大な挑戦であると同時に深刻な警告でもある．判決の行方が注視される．

　第四点は解決の方法である．第5章でも紹介するが，パブリック・モデル方式とプライベート・モデル方式のいずれがわが国により適しているか．アメリカの生命倫理学が洪水のようにわが国に流れ込んで入るとき，現代日本の生命倫理学の流れは，自由主義的個人主義の洗礼を受けつつある．具体例について判例を積み重ねるというプライベート・モデル方式によるほうが，時代の流れにより即しているように思える．生殖医療における倫理の困難さは，解決方法の困難さそのものを産み出している．パブリック・モデル方式とプライヴェート・モデル方式のいずれを選ぶべきか慎重に見極める必要がある．

まとめ

　不妊夫婦間で実施されるARTは平成13(2001)年には年間7万周期以上に達し，出生児の90人に1人は体外受精児となるほど普及した．不妊夫婦にとっては確かな福音であるし，さらには少子化対策医療として一定の社会医学的意味をもつに至った．

　しかし，良いことずくめではない．陰の部分は，科学技術としての評価，つまり医学的な安全性と有効性の限界であり，生命倫理面では，倫理的妥当性の判断の難しさは残されたままである．

　減胎手術と着床前診断は，いみじくも生殖医療における生命倫理上の課題の核心を浮き彫りにする象徴的な生命科学技術である．そして，いずれも「いのちの選別」という究極の問題に突き当たる点で共通している．医学的適応と倫理的妥当性とは相容れないことなのか．「いのちの選別」とは何か．

　その答えは生殖補助医療における生命倫理の原理をどう考えるべきかにある．医学的適応と倫理的妥当性を止揚するためには，「生殖の尊厳」という倫理概念の導入にあると著者は考えたい．リプロダクティブ・ライツやリプロダクティブ・ヘルスという概念はあるが，「生殖の尊厳」リプロダクティブ・ディグニティ reproductive dignity という概念はなかった．「生殖の尊厳」とは子を産むこと，子が生まれることの両者が，それぞれ独立した倫理的価値をもつことを意味している．

　配偶者間の生殖医療における「生殖の尊厳」は，「生命の相対観」，「胚の尊厳」，「個体性の尊厳」から成り立っていると思える（図2-14）．

　「生命の相対観」について考えてみると，一般の臨床医学では生命の絶対観に基づいて診

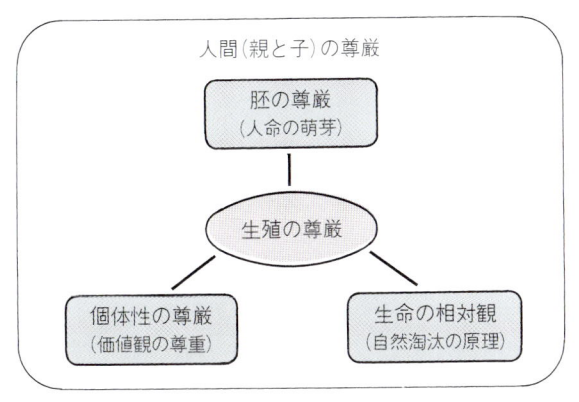

図2-14 配偶者間生殖補助医療の生命倫理

療が行われ得るが，生殖医療・医学では絶対観では成り立たないことがしばしばある．生殖医療における生命倫理上の基本原理の一つとして生命の相対観を取り入れざるを得ない．いのちの選択は生命の相対観と個人の価値観という点から深く問い直してみる必要がある．

「個体性の尊厳」が何故「生殖の尊厳」を構成する倫理の原理たり得るのか．生命の発生を自然に任せた場合には，自然淘汰という自然の摂理によって選別が行われるという生殖の摂理に行き着く．「生まれること」は自然の摂理によってコントロールされており，生まれてくる生命が自らの意思で決めることはできない．「生まれてきた生命」は，系統発生と個体発生の二重の運命を，内在的に担って生まれてきた唯一無二の個人である．たとえ双子といえども人格的相同性はもち得ず，それぞれが人格的自己同一性をもっている．とすると，この運命を自覚すること，すなわち「個体性の尊厳」が「生まれること」の意味ではないのだろうか．「個体性の尊厳」を保障することは，すなわち個人の価値観の尊重にほかならない．

「生殖の尊厳」という生殖医療の倫理原理から，改めて医学的適応と倫理的妥当性について考え直してみる．生殖に対する個人の価値観は多様化しており，普遍性をもたないし，またもち得ない．翻していえば価値観もまた相対的である．母体保護法の趣旨は母体の心身の健康の保護であり，これが脅かされるときには中絶が許される．性善説にたてば，誰しも無責任に中絶しようとするのではない．一方において性悪説の立場からは，無責任や故意から中絶する場合もあるので，堕胎罪によって防止しようとしているのである．母体の心身の健康が保護法の精神なら，障害児をもつことによる心身の障害から，医学的手段を以って母体を保護することも正当化される．心身障害の程度は個々のケースによって異なる．したがって，個別の心理学的，精神医学的鑑定を必要とする．心身への障害の程度は価値観によって左右されよう．中絶が許される一方において，障害児をもつことによる女性の心身への障害の予防がなぜ許されないのか．

価値観はまさに個体性の反映であり内在性の属性である．健全な社会であるほど個人の価

値観が尊重される．シングルマザーや同性愛など現在は例外であるが，将来は性と生殖が分離するかも知れない．科学はただ価値観を実現する手段を提供し，選択肢を広げるだけである．それをどこまで許容できるか，エドワーズ博士は，Ethics moves with technology といっている．もし歴史に必然性があるとすれば，21世紀には生殖医療についての意識変革が起こる可能性はある．

「いまだ生を知らず，いずくんぞ死を知らんや」とは孔子の言葉であるが，われわれ人間といえども，死を選択出来ないように生も選択できない．現代の生命科学が明かしつつある生殖の神秘は，自然陶汰の原理を不妊や不育の治療に活用することを教えている．自然陶汰も人為選別も，人間の尊厳という倫理の鉄則からすれば，窮極のところ同じではあるまいか．価値観の多様性と生命の相対観とは，どこか深いところで繋がっているように思える．「生殖の尊厳」とどう向かい合って行くのか，われわれの社会に英知が求められている．

参考資料
① 保阪正康：大学医学部の危機．講談社文庫，2002．
② 徳島大学広報委員会：徳大広報 No47，1983．7．1
③ 日本産科婦人科学会・生殖内分泌委員会報告（水口弘司，青野敏博）：本邦におけるゴナドトロピン療法により成立した多胎妊娠に関する全国調査報告書．日本産科婦人科学会雑誌，47巻，1278-1303頁，1995．
④ 特集：多胎をめぐって．産婦人科の世界，47巻11号，1995．
⑤ 森　崇英：体外受精．現代の生と死．高木健太郎編，からだの科学（臨時増刊），昭和59年6月．
⑥ 国会会議録：http://ndl.go.jp．昭和59年3月26日，衆議院決算委員会．
⑦ 文部省科学研究（研究者代表者：東海林邦彦）：生殖医学における人格権をめぐる法的諸問題．1994．
⑧ 中谷瑾子：多胎妊娠に対する減数（減胎）術をめぐって―法律家の立場から―．産婦人科の世界，47巻，1995．
⑨ 根津八紘：不妊治療の副産物　減胎手術の実際―その問いかけるもの．近代文芸社，1998．
⑩ 日本産科婦人科学会：倫理的に注意すべき事項に関する見解．2004．
⑪ 鈴森　薫：生殖遺伝学の動向．森　崇英編　必携今日の生殖医療，産婦人科治療（増刊），2004．
⑫ 米本昇平：優性学史からみた体外受精問題．助産婦雑誌 1983，1：26．
⑬ 堤　治：授かる．朝日出版社，2004．
⑭ 斉藤隆雄：試験管ベビーを考える．岩波書店，1985．
⑮ 菅沼信彦：生殖医療．名古屋大学出版会，2001．

第3章　非配偶者間の生殖補助医療

A．背　　景
B．非配偶者間ART実施体制の検討
C．非配偶者間ARTに対する倫理認識
D．代理懐胎
E．卵子と胚の提供
F．非配偶者間ARTに共通した倫理問題

A　背　　景

1　卵提供や代理出産を海外に求める不妊夫婦

　本邦の生殖補助医療（ART）は，昭和58年に公表された日本産科婦人科学会（日産婦学会）見解によって，人工授精を除いては婚姻夫婦に限定されているため，海外で卵子提供や借り腹による治療を求める不妊夫婦が跡を絶たない．サンフランシスコ不妊センターの情報によれば，1995年から2002年までの8年間に約30組の日本人夫婦が卵提供による治療を受けており，全米ではこの数倍に達するという．また，同センターには代理母プログラム（借り腹ではなく，夫の精子を第三者の子宮に入れて妊娠・出産する方法でgenetic surrogacyと呼ばれる方法）は存在しないが，ドナー卵子・代理出産プログラム（卵提供者と子宮提供者がともに夫婦と別の第三者）は存在し，8年間に20組程度の受療者がいたという．代理母プログラムが存在しないのは，依頼者が日本人を選ぶため被依頼者が得難いためだという．このような方法で生まれた子の日本国籍や，嫡出子としての法律上の地位は不確定ではあるが，希望者の絶対数は多くないが今後減ることはないと予測される．

2　国内情勢

　非配偶者間の生殖医療に問題を提起した事例が公になった．平成10年6月，諏訪市の産婦人科医の根津八紘医師が，不妊夫婦の妻の妹から卵子の提供を受け夫の精子と体外受精し

て双子の男児が生まれた事例をあえて公表した．また，無精子症の夫の弟の提供精子を使って体外受精を実施したことも同時に公開した．日産婦学会は，告示に対する重大な違反として平成10年8月同医師を除名処分とした．

　かねてからAIDが生殖医療として定着しているので，提供精子による体外受精や，もうひとつの配偶子である卵子の提供についても検討すべしとする意見もあったが，日産婦学会はそのまま見送ってきた．さらに平成10年12月，未婚の女性にも子を持つ権利があると主張する精子バンク業者（エクセレンス　佐々木祐司代表）が，シングルマザーになることを希望している女性に精子を斡旋し，人工授精によって女児を生んだ事例も報道された．体外受精に提供精子を用いることの可否については，体外受精に関する日産婦学会の見解ができた当時から議論のあるところであったが，体外受精そのものの順調なスタートを優先して見送られた経緯がある．

　このような事例の発生は，ARTの医学的適応と社会的適応をどこで線引きするか，規制のあり方をどうすべきか，どのような実施体制を整備しなければならないかなど，様々な問題を投げかけた．

3　諸外国における対応

　いわゆる体外受精先進国における非配偶者間ARTへの対応はまちまちである．総じてヨーロッパでは，国や国の信託を受けた機構が法律に基づいて規制する公共政策方式 public policy model，アメリカでは専門職種の自己規制による自主政策方式 private policy modelによる規制が主流であるが，規制の範囲や内容は一律ではなく，それぞれのお国柄を反映している．法律による規制を敷いているイギリス，ドイツ，フランスの内容は表3-1に示し

表3-1　非配偶者間生殖補助医療に関する主要国の対応

（厚生労働省・母子保健課／2000年12月）

	日本	イギリス	フランス	ドイツ
規　制	厚労省専門委員会 （日産婦学会見解）	HEFA法 1990	生命倫理法 1994	胚保護法 1990
AID	容　認	容　認	容　認	容　認
IVD	容　認 （否　認）	容　認	容　認	原則として否認 （州医師会の承認）
卵子提供	容　認 （否　認）	容　認	容　認	禁　止
胚提供	容　認 （否　認）	容　認	容　認 （親としての適性の認定）	原則として否認 （余剰胚の生命維持のためなら可）
代理懐胎*	禁　止 （否　認）	商業的代理出産を禁止	禁　止	禁　止

*アメリカでは州によって異なり，連邦レベルでの規制はされていない．

A. 背　景

た通りである．

　ドイツは1990年に胚保護法を，フランスは1994年に生命倫理法を定め法の下に規制している．最も厳しいのはドイツであり，AIDを除いて原則として禁止．フランスでは卵子提供，胚提供まで認められている．ヨーロッパに対しアメリカでは連邦レベルでの規制はなく，米国生殖医学会（日本不妊学会に相当）の指針に従って実施されている．

　イギリスは初の体外受精児が生まれた国であり，1984年生殖医療に関するウォーノック（Warnock）報告「ヒトの受精と胚発生に関する調査委員会報告」を受けて，翌1985年に自発型認可機関 Voluntary Licensing Authority (VLA) を設置した．母体は英国医学研究評議会 British Medical Research Council と王立産婦人科学会 Royal College of Obstetricians and Gynaecologists である．VLAの法制化がすすめられ，1990年「ヒト受精と胚発生に関する法律 Human Fertilization and Embryology Act (HFEA)」が制定され，それに基づいて，翌年現在の「ヒト受精と胚発生に関する機構 Human Fertilization and Embryology Authority (HFEA)」の設立に至った．この機構が生殖医療と生殖科学研究全般の認可，広報，指導と情報管理を行っている．HFEAは生殖医療と医学研究に関して，多くの国の政策モデルとしての評価が高い．この法によって，イギリスでは商業的代理出産以外の代理懐胎を含めて，非配偶者間ARTは条件付きで容認されている．

　代理出産（借り腹）が認められている国は，ブラジル，カナダ，ハンガリー，イスラエル，オランダ，南アフリカ，イギリス，アメリカなどの8カ国である．

B 非配偶者間ART実施体制の検討

1 厚生労働省と法務省の対応

　厚生労働省は，厚生科学審議会のなかに生殖補助医療技術に関する専門委員会(慶應義塾大学名誉教授　中谷瑾子委員長)(生殖補助医療専門委員会と略)を設け，平成10年10月から2年余りをかけて精力的に検討した結果，平成12年12月「精子・卵子・胚の提供等による生殖補助医療のあり方についての報告書」が提出された．これは政府機関が定めた規制の基本方針といえる．この報告書を受けて，生殖補助医療部会(国立成育センター総長　矢崎義雄部会長)(生殖補助医療部会と略)を設置して具体案を作成，平成15年4月，「精子・卵子・胚の提供等による生殖補助医療制度の整備に関する報告書」を公表した．

　生殖補助医療専門委員会は，その審議過程で2回にわたって厚生科学班研究として一般国民の意識調査を実施した．1回目は平成11(1999)年5月の矢内原調査(昭和大学教授　矢内原巧班長)であり，2回目は4年後の平成15(2003)年2月の山縣調査(山梨医科大学教授　山縣然太朗班長)である．矢内原調査(図3-1)では胚提供と代理母を除いて回答者の50％以上が容認または条件付容認としている．この調査は，回答者3,738名という大規模調査である点で国民一般の意識を反映しているが，残念ながら回答者の中に含まれる不妊患者の数は320名程度と8.6％に過ぎない．したがって不妊患者の意識を正確に伝えるものでは

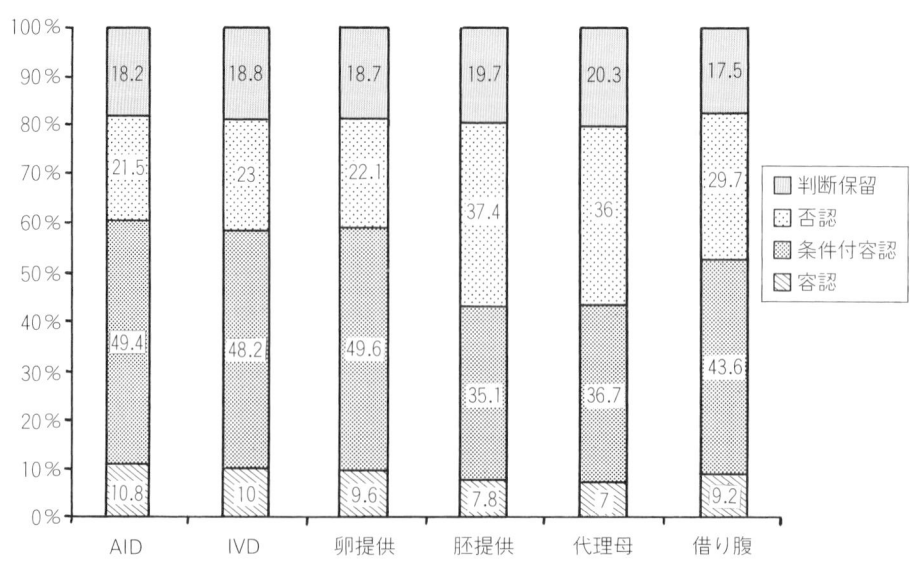

図3-1　非配偶者間生殖補助医療に関する一般国民の意識調査
(厚生科学班研究/矢内原巧班長/平成11年5月/回答3,738名)

ない．2回目の山縣調査も回答者数3,674名を数える大規模調査である（図3-2，3）が，対象の中に含まれる不妊患者数は明記されていない．全国各地から無作為抽出されているので，恐らくは矢内原調査と同程度で少数に留まっていると推測される．それでも注目すべきは，代理母と胚提供は微増に止まっているものの借り腹，卵提供ともに「利用する」と「配偶者が認めれば利用する」が明らかに増えている．4年間に一般国民のARTに対する認識と理解度が深まったためであろう．

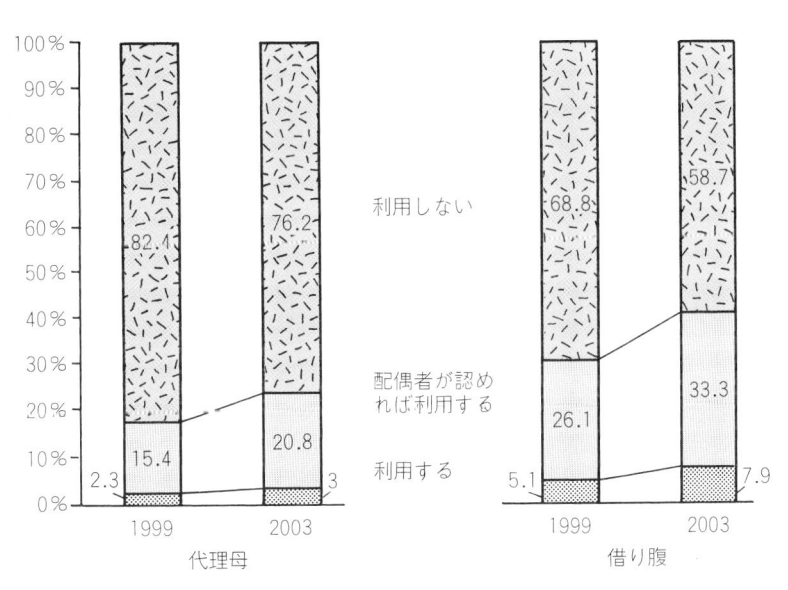

図3-2 代理懐胎についての意識調査 2003
（厚生労働省班研究／山縣燃太朗班長／平成15年2月／回答3,623名）

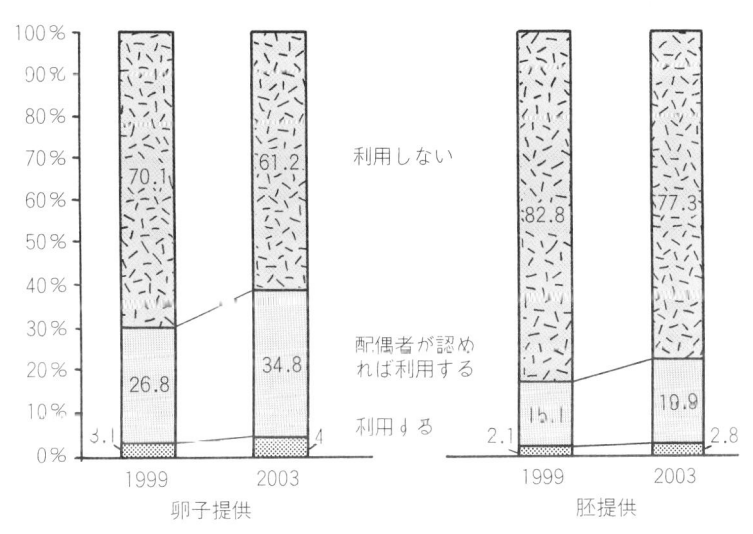

図3-3 生殖補助医療技術についての意識調査 2003
（厚生労働科学特別研究／山縣燃太朗班長／平成15年4月／回答3,623名）

第3章　非配偶者間の生殖補助医療

表3-2　精子・卵子・胚等による生殖補助医療により出生した子の親子関係に関する民法の特例に関する要綱中間試案
法務省・法制審議委員会・生殖補助医療関連親子法制部会（野村豊弘部会長）／平成15年7月

第1　親子または胚の提供による生殖補助医療により出生した子の母子関係
　　　女性が自己以外の女性の卵子（その卵子に由来する胚を含む）を用いた生殖補助医療により子を懐胎し出産したときは，その出産した女性を子の母とするものとする
第2　精子または胚の提供による生殖補助医療により出生した子の父子関係
　　　妻が，夫の同意を得て，夫以外の男性の精子（その精子に由来する胚を含む，以下同じ）を用いた生殖補助医療により子を懐胎したときは，その夫を子の父とするものとする
第3　生殖補助医療のための精子が用いられた男性の法的地位
　　1　(1)制度枠組みの中で行われる生殖補助医療のため精子を提供した者は，その精子を用いた生殖補助医療により女性が懐胎した子を認知することができないものとする
　　　　(2)民法第789条の認知の訴えは，(1)に規定する者に対しては，提起することができないものとする
　　2　生殖補助医療により女性が子を懐胎した場合において，自己の意に反して，その精子が当該生殖補助医療に用いられた者についても，1と同様とするものとする

　生殖補助医療部会の指針に則って，法務省は法制審議会のなかに生殖補助医療関連親子法制部会（学習院大学教授　野村豊弘部会長）を設け，「精子・卵子・胚の提供等による生殖補助医療によって出生した子の親子関係に関する民法の特例に関する要綱中間試案」を取り纏め，平成15年7月これを公表して広く一般の意見を聴聞している（表3-2）．今後国会に上程され，わが国において規制対象となる生殖補助医療は，最終的には，生殖補助医療部会報告書を踏まえて立案される法律等において定められる段階にきている．

2　日本産科婦人科学会と日本受精着床学会の対応

　日産婦学会は，かねて審議を委嘱していた同学会倫理審議会（三菱生命科学研究所／科学技術文明研究所　米本昌平委員長）の答申を受け，同学会倫理委員会（慶應義塾大学教授　野澤志朗委員長）が取り纏めた「代理懐胎に関する見解」を，平成15年4月の総会で正式に採択するとともに，すでに公表済みの「胚提供による生殖補助医療に関する倫理委員会見解」を平成16年4月の総会で承認した．

　一方，日本受精着床学会（受着学会）は，生殖補助医療の専門家集団であることに鑑み，平成14年9月，独自の倫理委員会（京都大学名誉教授　森　崇英委員長）を発足させた．そして，「非配偶者間生殖補助医療の在り方に関する基本理念」の策定と，不妊患者だけを対象とした大規模な意識調査を実施した．その結果を踏まえて同委員会は，平成15年6月「非配偶者間生殖補助医療の実施に関する見解と提言」を纏めて理事会に提出した．この報告書は目下理事会で審議中であり，最終的な会告としてはいまだ公表されていない（ホームページでアクセス可 http://www.jsfi.jp/）．

　非配偶者間ARTについて，厚生労働省，日産婦学会，受着学会が出した結論をARTの方法別にまとめて表3-3に示してある．

表3-3 非配偶者間生殖補助医療の方法別是非

	厚生労働省	日本産科婦人科学会	日本受精着床学会
代理出産（IVFサロガシー）	×	×	○
代理母（IUIサロガシー）	×	×	△
胚　提　供	○	×	○
卵子提供	○	○	○
精子提供	○	○	○

○：認可　×：禁止　△：禁止しない

C　非配偶者間ARTに対する倫理認識

　非配偶者間生殖補助医療に対する倫理認識は、人間の尊厳を基調とし、ヒト生殖の尊厳、現場主義、および社会医学的意義の三つの軸足で考えることが必要である（図3-4）。

1　ヒト生殖の尊厳

　ヒト生殖の尊厳とは、人間の尊厳の構成要素として位置付けられる概念で、人間の生殖に関する自己決定権と同時に、人間の尊厳を冒涜するような生殖行為を排除するという考え方と理解できる。ヒト生殖の尊厳は、前章でも触れたように、生命の相対観、個体性の尊厳、並びに胚の尊厳の3つの要件から構成される。この点に関し、生殖補助医療専門委員会と受着学会倫理委員会はそれぞれ基本原則を掲げている（表3-4）。

　子を持つことは、自己の遺伝子を次世代に継承させたいという本能に根ざした、自然発生的な固有の権利と位置付けられるものである。これと対峙する考え方に、子の権利と福祉がある。したがって不妊夫婦は、子を持つことに対する自己決定権が与えられていると同時に、

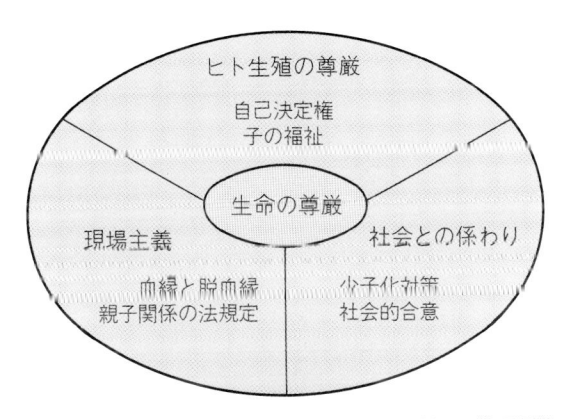

図3-4　非配偶者間生殖補助医療の実施に対する倫理認識

第3章 非配偶者間の生殖補助医療

表3・4 非配偶者間生殖補助医療に対する基本原則

厚生労働省・先端医療技術評価部会 生殖補助医療技術に関する専門委員会 （中谷瑾子委員長／平成12年12月）	日本受精着床学会 倫理委員会 （森　崇英委員長／平成14年12月）
基本的考え方 1 生まれてくる子の福祉を優先する 2 人を専ら生殖の手段として扱ってはならない 3 安全性に十分配慮する 4 優勢思想を排除する 5 商業主義を排除する 6 人間の尊厳を守る	基本理念 1 子を持つことは自然発生的な基本的人権であり，親となることを希望する者の自己決定権が認められなければならない 2 子を持つことに対する価値観の多様性を認め，たとえ少数者であっても子を持ちたいという希望を尊重しなければならない 3 子の権利と福祉が尊重されるべきである 4 非配偶者間の生殖補助医療において，いかなる治療を認めるかについては，倫理的・社会的にコンセンサスが得られていないとの理由からだけでこれを禁止すべきではない 5 生殖補助医療は進歩が早いので，3年ごとに規定を見直す

生まれてくる子に対する養育義務が発生し養育責任能力が問われる．

　生殖補助医療専門委員会は，「生まれてくる子の福祉を優先する」という基本的考え方を示し，日産婦学会倫理委員会も「生まれてくる子の福祉を最優先する」と強調している．受着学会も「子の権利と福祉が尊重されるべきである」と基本理念の中に掲げ，共通の認識を示している．「人を専ら生殖の手段として扱ってはならない」という生殖補助医療専門委員会の基本的考え方も，「人間の尊厳を守る」という基本的考え方に根ざすものであり，「優生思想を排除する」「商業主義を排除する」などの条項も，生殖の尊厳という倫理観から遵守されるべきものであることは論を俟たない．

　ここで留意すべきは，「人を専ら生殖の手段として扱ってはならない」という考え方である．この原則は代理懐胎を全面的に否定するのか，「専ら」という字句から全面否定か部分否定か，例外もあり得ると解釈できるのか明確ではない．

　生殖補助医療専門委員会/部会はその報告書の中で，代理懐胎は禁止すると明示している．非配偶者間生殖補助医療における親子関係には，出産という客観的事実のほかに，卵の母や精子の父という親子関係を法律で認めなければ成立し得ない医療であることを考えると，禁止条項を来るべき法案の中に盛り込むことには，生殖医療の現場からすれば余程慎重でなければならず，画一的に認可も禁止もせず，なお個々の事例について，事態の推移を見守ることが賢明ではなかろうか．

2　現場主義

　現場主義は，規制や政策の決定過程で，当事者や関係者の意見を反映させるという民主主義の原理に基づいている．生殖医療現場の実態や意見が十分反映されない状況下での規制策定は，作られたルールの実効性を損なうばかりでなく，当事者に不満や実害を及ぼすことに

C．非配偶者間 ART に対する倫理認識

表3-5 血縁主義と脱血縁主義に対する社会の認識

★血縁重視
　親子関係での血の繋がりを重視する社会通念
　→非配偶者間生殖補助医療は公序良俗に反する
　→非配偶者間生殖補助医療は受け入れられない
　→法律で禁止
★脱血縁主義
　血の繋がりを絶対視しない倫理観の醸成
　→子が自己のルーツ（生物学的自己）と自己のインディビデュアリティ
　　（人格的自己）を区別して自己確立
　→育ての親を自分の親として受け入れる可能性
　→血縁至上の考えから親子とも脱却
　→親子関係の法規定
★血縁重視と脱血縁の両方の考え方の併存

なりかねない．ヒト生殖の尊厳という考え方からすれば，非配偶者間 ART の実施規約の策定に当たって，現場主義は脱血縁と親子関係の法規定を重要な問題として提起する．

　非配偶者間の ART に対する現場での倫理認識は，表3-5に纏めてあるように，血縁重視と脱血縁の両方の考えの並存である．

　親子関係について，親子の血の繋がりが社会通念の主流となっている従来の社会では，非配偶者間の ART によって生まれた子とその親は，双方に相手を親子として受け入れることは困難である．そこで，非配偶者間 ART の倫理根拠を生殖の尊厳に求めるならば，親子関係の新しい価値観の樹立が必要である．血縁重視が親子関係を規定する唯一の道徳基準や法理念となっている社会では，非配偶者間 ART は公序良俗に反するとして認められない．非配偶者間の生殖補助医療は，脱血縁主義が一定の倫理的価値と社会的認知を与えられない限り成立しない．

　この脱血縁主義に基づく親子関係の倫理観の樹立は，親子が互いに相手を固有の人格をもった人間として認め合えれば可能となるのではなかろうか．受着学会の基本理念で謳ってあるように（表3-4），子は自己のルーツすなわち生物学的自己（アイデンティティ）と人格的自己（インディビデュアリティ）を区別して，育ての母と父を自分の親として受け入れることは全く期待できないことだろうか．

　受着学会が実施した不妊患者の意識調査の結果では，非配偶者間への ART 導入を期待する一方，血縁へのこだわりから親子関係の将来に対する不安を抱いていることも事実である．従って，ART の非配偶者間への適用に際しては，厳格な事前審査と，事後における親子双方に対する支援カウンセリング体制の整備が必要である．同時に親子関係の法規定の策定に際し，代理懐胎を含めた，あるいは見越した条項を含めることが望まれる．

　脱血縁の考えに対する社会の抵抗感そして違和感が薄れてくると，血縁重視と脱血縁の両

第3章　非配偶者間の生殖補助医療

表3-6　脱血縁主義に基づいた法理念

1　子に対して：非配偶者間生殖補助医療によって生まれた子は，嫡出子と同格の法的保護を受ける
2　親に対して：親子関係の法的認知は，出産という客観的事実だけでなく，配偶子の提供という事実もその根拠とする
3　提供者に対して：配偶子や子宮の提供者は，その意思が適正に取り扱われるよう法的に認知・保護される

方の考え方が並存する時代が訪れるであろう．長い時間がかかるかもしれないし，案外早く訪れるかもしれない．その場合を予見した法の整備も考えておかなければならない．脱血縁主義に基づいた法理念を著者なりに考えて表3-6に示した．すなわち，子に対しては非配偶者間ARTによって生まれた子は嫡出子と同格の法的保護を受けること，親に対しては親子関係の法的認知は出産という客観的事実だけでなく，配偶子の提供という事実もその根拠とすること，提供者に対しては配偶子や子宮の提供者は，その意思が適正に取り扱われるよう法的に認知・保護されることなどである．

3　社会医学的意義

非配偶者間ARTの社会医学的意義を，少子化対策や晩婚化対策としての意味と，この生殖医療行為に関する社会的合意の二つの観点から考えてみる．

日産婦学会の集計によれば，平成13年の1年間でARTにより1万3,158人の児が生まれている（図3-5）．他方，国立社会保障・人口問題研究所による「日本の将来推計人口－平成14年1月集計」によれば，平成12年の出生数は119万人であるから，少なくとも出生児100人に1人が体外受精児ということになる（平成13年には90人に1人）．この数値は配偶

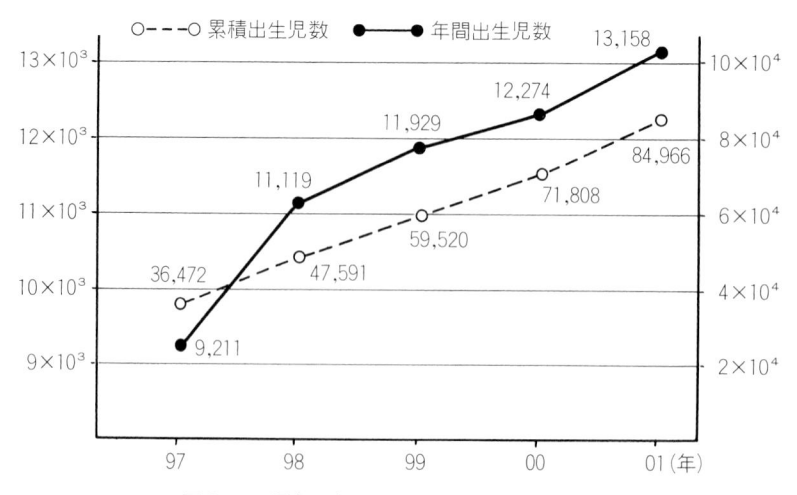

図3-5　過去5年間におけるARTによる出生児数
（日本産科婦人科学会集計）

C．非配偶者間ARTに対する倫理認識

者間のARTが少子化対策として有効であることを物語っている．

　ARTが今後本邦の少子化防止にどの程度貢献し得るのかの予測は難しい．ARTの治療周期数も出生児数も毎年増え続けているが，近い将来受療者が10万組夫婦で頭打ちになるとした場合，年間出生児数も大きな変動がなく，妊娠成功率が少なくとも現在のレベルを維持するとして，年間2万280人の出生児が見込まれる．このことは100人に1.7人（6人に1人）が体外受精児であることになるので，少子化に対する有効な歯止めになると期待される．しかし，ARTが非配偶者間に適用されるとしても，これを希望する母集団が限られているので，少子化対策としての意義は期待できない．

　次に，晩婚化対策としての非配偶者間ARTについてみる．受着学会の調査によると，患者背景のうち年齢分布をみると，妻・夫ともに30〜35歳が最高で，36〜39歳がこれに次いでいる．注目すべきは40〜45歳の年齢層に妻の16.4%，夫の22.5%が属していることで，この年齢になっても挙児希望を諦め切れない加齢不妊患者がかなりの頻度で存在するとみられる．患者背景のうち不妊原因別の頻度をみると，早発閉経や高齢などの卵原性と考えられる不妊が，全体の6.6%を占めていた．若年不妊では先天的な配偶子形成不全が，加齢不妊では加齢による卵子の質の劣化が疑われ，いずれも配偶子の被提供者の候補とみなせる．これらの調査結果から，非配偶者間ARTを必要とする実数の推定は不可能であるが，晩婚化対策という点では，限定的ながら社会医学的意義は認められてよい．

　社会的合意が配偶者間ARTの認可根拠としてどれ程の意味をもっているのだろうか．社会的合意は，政策決定における民主主義の基本原理ではあるが万能ではない．社会的合意は構成員全員に係わる事項の最終的な意志決定方式となり得るが，数の原理に則っているため，時として当事者にとって不本意な決定がなされる場合がある．非配偶者間ARTを必要とする不妊患者は，不妊夫婦のなかでも限られているため，社会の構成者としては少数派に属する．子をもつ多数派によって構成される社会の合意が得られないとき，非配偶者間ARTに頼らざるを得ない不妊患者にとって，社会から抹殺されるに等しい場合もある．社会的受容性は，生殖の尊厳を保ちながらも，個人の権利を侵さない範囲に限定されるべきものである．

　受着学会はその基本理念において，子をもつことに対する少数者の価値観を尊重し，非配偶者間ARTを含めた選択肢の自由が保障されるべきことを掲げている．少数者の価値観を社会的合意のないことを理由に葬り去ることは，倫理的根拠の正当性を失うことになる．したがって，日産婦学会や法律学者が，代理懐胎の禁止を打ち出したことの共通の理由のひとつに挙げた社会的合意は，正当な倫理的根拠とはなり得ない．受着学会の基本理念に明記の如く，禁止はその決定によって実害を蒙る他者を保護するための，最後の措置でなければならない．

D 代理懐胎 ※surrogacy /surrogate conception

1 代理出産

　厚生労働省・生殖補助医療専門委員会/生殖補助医療部会並びに日産婦学会は代理懐胎を全面的に禁止し，これを受けて法務省・親子法制部会は，「女性が自己以外の女性の卵子(その卵子に由来する胚を含む)を用いた生殖補助医療により子を懐胎し，出産したときは，その出産した女性を子の母とするものとする」という条項を，現行民法の特例として要綱中間試案に入れている(表3-2)．

　日産婦学会は，平成15年4月代理懐胎禁止の会告をだした(表3-7)．理由は，①生まれてくる子の福祉を最優先する，②身体的危険と精神的負担を伴う，③家族関係を複雑にする，④社会的に認められていない，などである．

　これに対し受着学会倫理委員会は，代理出産を認めた上で，①非営利的な代理出産(いわゆる借り腹)を不妊治療として認め，必要な法律上の整備をする，②出生した子の法律上の母を出産した女性と規定する場合，代理出産で生まれた子の母は，依頼者夫婦の妻とすることを，特例として設けること，を提言している(表3-8)．ここでは逐項的に解説を加えず，現場主義の立場から倫理，法律面で補足説明をしておきたい．

　倫理面を考えるなら，厚生労働省専門委員会の基本的考え方は，禁止の倫理根拠として何れも重要な原則ではあるが，人間の尊厳を除いて，例外なき鉄則といえるであろうか．特に人を専ら生殖の手段として扱ってはならないという原則は堅持されねばならないが，実子を持ち得る唯一の手段が代理出産である不妊夫婦にとっては，禁止は致命的である．人間の尊

※サロガシーの用語について
　代理懐胎 surrogate conception には借り腹(ホスト・マザー) gestational surrogacy と代理母(サロゲイト・マザー) genetic surrogacy とがある．借り腹という表現は，ヒト生殖の尊厳の観点から不適切であるので，受着学会の倫理委員会で討議した結果，邦語訳としては代理出産と呼ぶことを提唱することと，代理母は，従来通り代理母との呼称を用いることとした．
　また，二通りの代理懐胎を区別するため，借り腹を体外受精型代理母IVF surrogacy，代理母を人工授精型代理母 AID surrogacy と呼ぶ方法もある．受精方法で両者を区別するので，このほうが判りやすいが，AIDは第三者の精子を妻の子宮に入れる方法と定義されているので，夫の精子を第三者の妻の子宮に入れる代理母とはニュアンスが異なる．手技に重点を置けば，より広い意味で用いることも可能であるが正確ではない．むしろ，体内受精型代理母との呼び方が実態を反映している．
　いずれにしろ，一般の誤解や現場での混乱を避けるため，用語の統一をしておく必要がある．本書では代理出産と代理母という用語を用いている．

D. 代理懐胎

表3-7 代理懐胎に関する見解

(日本産科婦人科学会／平成15年4月)

1. 代理懐胎について
   　代理懐胎として現在わが国で考えられる態様としては，子を望む不妊夫婦の受精卵を妻以外の女性の子宮に移植する場合（いわゆるホストマザー）と依頼者夫婦の夫の精子を妻以外の女性に人工授精する場合（いわゆるサロゲイトマザー）とがある．前者が後者に比べ社会的許容度が高いことを示す調査は存在するが，両者とも倫理的・法律的・社会的・医学的な多くの問題をはらむ点で共通している．
2. 代理懐胎の是非について
   　代理懐胎の実施は認められない．対価の授受の有無を問わず，本会会員が代理懐胎を望む者のために生殖補助医療を実施したり，その実施に関与してはならない．また，代理懐胎の斡旋を行ってはならない．
   　理由は以下の通りである．
   　　1) 生まれてくる子の福祉を優先するべきである
   　　2) 代理懐胎は身体的危険性・精神的負担を伴う
   　　3) 家族関係を複雑にする
   　　4) 代理懐胎契約は倫理的に社会全体が許容していると認められない

表3-8 代理懐胎に関する見解と提言

(日本受精着床学会・倫理委員会／平成15年6月)

代 理 出 産
1. 非営利的な代理出産を，不妊治療法として認め，必要な法律上の整備をする
2. 出生した子の法律上の母を出産した女性と規定する場合，代理出産で生まれた子の母は，依頼者夫婦の妻とすることを，特例として設ける

代 理 母
1. 非営利的な代理母を，不妊治療法として認めるのは，現段階では妥当でない
2. ただし，法律で禁止すべきでない

厳に悖らない範囲での代理出産において，夫婦の自己決定権や子の福祉を両立させることのできる事例があるはずで，十分な事前審査で条件付き認可は成立すると考えられる．

　法規律面において，母子法制部会の要綱中間試案（**表3-2**）第1にあるように，代理出産によって生まれた子の母を分娩した女性とすると，依頼者夫婦の妻と生まれた子との母子関係は法律上認められないことになる．試案説明によれば，生殖補助医療部会が示す生殖補助医療制度の枠組み（制度枠組み）に限らず，この枠組みでは認めないもの，または枠組みの外で行われるもの（独身女性にたいするものや借り腹など）も含まれているとのことであるので，代理懐胎で子を得ても法律上の母子関係は認められないことになる．

　生殖医療の現場からすれば，これは甚だ不条理なことになる．現に少数ではあるが，日本人夫婦が外国でこの医療を受けており（テレビタレントの向井亜紀氏の例），生まれてくる子が婚姻夫婦の生殖補助医療で生まれてくる子と同格の権利と福祉が保障されるためにも，代理出産による母子関係に対し，法規定を以って「代理出産によって出生した子の母は，代理出産契約を交わした依頼者夫婦の妻とする」とする特例を設けることが必要である（**表3-9**）．

表3-9 母子関係の法規定

現行民法 第772条（明治31年制定）
　1 妻が婚期中に懐胎した子は夫の子と推定する
　2 婚姻成立の日から200日後または婚姻の解消もしくは取り消しの日から300日以内に生まれた子は，婚姻中に懐胎したものと推定する

法制審議会・要綱中間試案 第1
　女性が自己以外の女性の卵子（その卵子に由来する胚を含む）を用いた生殖補助医療により子を懐胎し，出産したときは，その出産した女性を子の母とするものとする
　（注）ここでいう生殖補助医療は制度枠組みで行われるものに限られず，同枠組みでは認められないもの，または同枠組みの外で行われるもの（独身女性に対するものや借り腹）をも含む

受精着床学会・倫理委員会
　代理出産により生まれた子の母は，依頼者夫婦の妻とすることを特例として設ける

2 代 理 母

　生殖補助医療専門委員会/部会，日産婦学会共に代理母を禁じている．また，受着学会も代理母を現段階で認めるのは妥当でないとしながらも，法律での禁止には反対している（表3-8）．その理由は，代理母に関する受着学会倫理委員会報告の解説/付記に列挙されている通りである．

　血の繋がりからすれば，代理母によって生まれた子と依頼者夫婦の妻との間には遺伝的に実の母子関係はないが，依頼者夫婦の夫との間には実の父子関係がある．いうなればAIDと裏腹の関係にある．血縁重視の立場からは，代理母もAIDも同格であり，生まれてきた子が婚姻夫婦間に生まれた子と同等の法律上の地位や取り扱いを受けるためには，法律で保護規定を設けておく必要があるのではあるまいか．

　受着学会・倫理委員会のアンケート調査では，代理母を是認する者は多いが（65.5％），実際にこの医療を受ける希望者は少ない（11.3％）．また，米国のある不妊センターでは，人工授精型代理母のプログラムはなく，むしろ卵子提供と代理出産をそれぞれ別の第三者に依頼するプログラムはあるという．医療現場ではまれなケースではあるが，患者が代理母医療を受けるか否かの瀬戸際の判断に，親子関係の法規定は決定的な意味を持つので，「代理母によって出生した子の母は，代理母契約を交わした依頼者夫婦の妻とする」との条項を設けておくことが望ましい．

　現実的には，英国のHFEA方式（代理懐胎において裁判所の親決定により，出生した子を，配偶子を提供した夫婦の子とする）や米国の統一親子関係法（有効な代理懐胎契約に基づいて，依頼者夫婦の子とする）など，司法の裁定に委ねる途を残しておくことが賢明ではなかろうか．

●●● E　卵子と胚の提供

1　卵子提供

　卵子提供は非配偶者間生殖補助医療の実施対象として，今回初めて一定の条件の下に認められようとしている．提供を受ける者の資格に年齢制限があり，「加齢により妊娠できない夫婦は対象とならない」と規定されている．この場合，具体的には自然閉経の平均年齢である50歳ぐらいを目安とするとあるのは，おおむね妥当な線である．ただ歴年齢と生殖年齢とは必ずしも平行せず，個人差の大きいことを考慮して，医師の裁量によって若干の幅をもたせることが望ましい．もう一つ考慮すべきは，反復体外受精不成功例も難治性不妊であるので，有資格者として医師の裁量によって対象とすべきである．医師の裁量は，国が法律によって定める基準に従うことになっており，そのなかに卵子が存在しても事実上卵子として機能しない場合が含まれている．反復体外受精で胚の質は良好であるのに不成功を繰り返す症例がこのなかに含まれるか否か定かでない．

　次の問題点は提供卵子を用いた細胞質置換と核置換である．加齢による卵子の質の劣化は，卵細胞質の加齢が主要因と考えられている．卵細胞質置換や核置換が加齢卵子の質の改善に理論上は有効と考えられ，また自己の遺伝子を残すという意味では患者にとって魅力的である．しかし，ミトコンドリア・ヘテロプラスミーやミトコンドリアDNAの子への伝承，子の発育異常など科学的に解明すべき問題点も多く残されている（第4章　生殖エンジニアリングで詳しく触れてある）．そこで，「提供された卵子と提供を受ける者の卵子の間で細胞質置換や核置換が行われ，その結果得られた卵子は，遺伝子の改変につながる可能性があるので，当分の間，不妊治療に用いることはできないこととする」との生殖医療部会の指針は，現時点では妥当と考えられる．

2　胚提供

　胚提供に関しては，厚生労働省と日産婦学会との間で隔たりがある．前者は「提供を受けることができる胚は，他の夫婦が自己の胚移植のために得た胚に限ることとし，精子・卵子両方の提供によって得られる胚の移植は認めないこととする」と限定している．これに対し，後者は，①生まれてくる子の福祉を優先するべきである，②親子関係が不明確化する，ことを理由に不許可とした．

　胚提供に関する不妊患者を対象とした意識調査では，胚提供の容認群が55.1％と半数に達してはいるが，実際に治療を受けるか否かの問いに対しては，受けないが半数を超え否定的である．一般国民を対象とした矢内原調査では，第三者からの受精卵の提供を利用するか否

かの問いに対し，84.1%が「配偶者が望んでも利用しない」と回答している．山縣調査でも胚提供の是非について28.3%が認めてよいと答えているが，実際に利用するか否かについては，利用するが男性24.7%，女性13.8%と低率に留まっている．このように本邦では血縁主義が根強く支配しているので，血縁と脱血縁とが併存する家族観，親子観への転換は早急に期待できるものではない．生殖補助医療部会の指針では，不妊夫婦の男女両性ともに，それぞれの配偶子の提供を受ける医学上の理由があることが条件付けられているので，実際問題として胚提供を希望する不妊夫婦の数は，代理出産や代理母希望者数をかなり下回り極めて限られていると考えられる（受着学会アンケート調査では2.5%）．現に米国のある不妊センターでは，受精卵提供プログラムはあるが，日本人夫婦の受療者はないとのことである．しかし，禁止すべき絶対的な理由がない以上，選択の余地を残しておくことは必要ではあるまいか．

　胚提供に関連して考慮すべき二つの問題点がある．一つは卵子代替胚提供であって，生殖補助医療部会は，「卵子の提供を受けなければ妊娠できない夫婦も，卵子の提供を受けることが困難な場合には，提供された胚の移植を受けることができる」として，卵子の代替としての胚提供を許可している．言うまでもなく特例措置であるが，その理由として，①未受精卵の凍結保存技術が未確立であること，②卵子を提供できる人は，既に子のいる成人に限り，満35歳未満と限定しているので，精子提供者に比べ卵子提供者の数が著しく少ないと予想されること，である．当然のことながら，適否に関する厳重な審査を前提としている．

　もう一つの問題点は作出胚の提供である．生殖補助医療部会は，匿名関係にある男女から提供された精子と卵子によって，新たに作成された胚の移植によって生まれてくる子は，アイデンティティの確立がより困難となると予想されるので，「胚の提供を受ければ妊娠できる夫婦に対する精子・卵子両方の提供によって得られた胚の移植は認められない」として禁止している．治療目的の作出胚の提供には，子の自己確立の困難さに加えて，たとえ治療のためとはいえヒト胚の作出行為そのものに対する生命倫理上の問題があり，研究目的胚は別にして，治療目的には容認されるべきではない．

●●● F　非配偶者間ARTに共通した倫理問題

　非配偶者間ＡＲＴ実施上の共通した倫理問題に対する受着学会（表3-10）および国内の見解（表3-11）を表にまとめてある．

1　出自を知る権利

　出自を知る権利と提供者のプライバシーの保護は，非配偶者間ARTの実効性に係わる重大な論点である．生殖補助医療部会は，生殖補助医療専門委員会とは異なった指針を打ちだしている．

　生殖補助医療部会は「提供された精子・卵子・胚により生まれた子または自らが生まれたかも知れないと考えている者であって，15歳以上の者は，精子・卵子・胚の提供者に関する情報のうち，開示を受けたい情報について，氏名，住所など，提供者を特定できる内容も含め，その開示を請求することができる」と全面開示を求めている．

表3-10　非配偶者間生殖補助医療に共通した倫理・法律問題
（日本受精着床学会・倫理委員会／平成16年6月）

匿名性
1　代理出産したり，精子・卵子・胚を提供する場合には，原則として匿名とする
2　ただし，被提供者の希望と提供者の承諾があれば，特例として，事前審査において適否を判定する
出自を知る権利
1　非配偶者間の生殖補助医療により生まれた者，または生まれたかも知れないと考えている者であって，15歳以上の者は，提供者に関する情報のうち，提供者を特定できる情報を含めて，開示を受けたい情報について，その開示を請求することができる
2　当該提供者は，請求のあった情報のうち，提供者を特定できる情報を含め，開示を承認する範囲を指定することができる
対　価
1　代理出産の実施や，精子・卵子・胚提供に係わる一切の金銭等の対価を供与すること，および受領することを禁止する
2　ただし，個々の医療に係わる実費相当分および医療費については，この限りではない

表3-11　非配偶者間生殖補助医療に共通した倫理問題への対応

	厚生労働省	日本産科婦人科学会	日本受精着床学会
匿名性	絶対匿名	絶対匿名？	提供者の承認のうえ相対匿名
出自を知る権利	非特定情報開示（専門委員会） →全面開示（部会）	全面開示？	特定情報を含め可及的開示
対　価	非営利的	非営利的	非営利的

第3章　非配偶者間の生殖補助医療

　受着倫理委員会は,「非配偶者間生殖補助医療によって生まれた者または生まれたかも知れないと考えている者であって, 15歳以上の者は, 提供者に関する情報のうち, 提供者を特定できる情報も含めて, 開示を受けたい情報について, その開示を請求することができる」と請求権を認めながらも,「当該提供者は, 請求のあった情報のうち, 提供者を特定できる情報も含めて, 提供を承認する範囲を指定することができる」と可及的開示に留めている. これは提供者個人を特定できない情報のみ開示としたHFEA方式に則りながらも, 提供者の篤志を尊重するという見地から, 生まれた子の全面開示請求権を認めた上で, 提供者が, 自分を特定できる情報如何を問わず, 開示する範囲を指定するという可及的開示が, 現段階では妥当との判断に立つものである.

2　匿名性 anonimity

　生殖補助医療部会は,「精子・卵子・胚を提供する場合には匿名とする」との方針を打ち出している. 理由は提供される側が提供者の選別を行う可能性があること, 提供者と被提供者とが顕名の関係になると, 両者の家族関係に悪影響を与えるなどの弊害が予想されることを挙げている.

　匿名性の保持は, 優生思想の介入を排除するという基本的考え方に照らしても必要な措置であるが, 血縁重視の立場からは再考を要する. 受着学会の意識調査では, 非配偶者間ARTで希望する依頼先を聞いたところ, 卵子提供では夫婦の血縁者が半数を超えたが, 代理出産や代理母では非血縁の非知人が半数を超えて分極化の傾向にある. 胚提供では, 血縁者 (47.9%) と非血縁の非知人 (45.6%) が半数を割ってはいたが, 同程度の頻度であった. このように匿名性の保持と優生思想の排除とは, 医療現場で目的と効果を共有しているが, 血縁主義とは必ずしも共有するものではない. 血の繋がりを重視する価値観を持ったクライアントには, その希望が叶えられる方が望ましいし, 双方の家族関係に必ずしも悪影響を及ぼすとも限らない. そこで, 事前の審議やカウンセリングを経た上で, 限定的に非匿名性を適用する余地を残しておく方が現実的である.

　一方, 提供者となる篤志家の善意が, 非配偶者間ARTの成否に必須の要件であることを考えると, 提供する側とされる側が, 血の繋がり重視という価値観を共有して合意した場合, 兄弟姉妹などの血縁者から, 顕名の関係で提供が行われてもよいのではないか. このような場合には, 事前審査において適否を判定することを条件に, 例外的に認められてよい.

3　対　　価

　生殖補助医療専門委員会/生殖補助医療部会とも, 提供に係わる一切の金銭等の対価の授受を禁止している. このことはヒト生殖の尊厳や商業主義の排除などの原理, 原則から当然である.「ただし, 精子・卵子・胚の提供に係わる実費相当分及び医療費についてはその限りでない」としている. この実費相当分として認められる具体的な範囲は, 個々の事例につ

いて実際に提供者が負った負担に応じた額とされている．そして，提供に要する医療費も，最終的な受益者である提供を受ける者が全額負担することとしている．

実費相当分として妥当な具体的金額を定めることは困難である．ちなみに，サンフランシスコ不妊センターでは，代理出産12万米ドル，代理母15万米ドル，卵子提供は4万2000米ドルであるという．受精卵(胚)提供プログラムは存在するが，日本人夫婦の希望者はなかったようである．代理母希望者は，卵子提供と代理出産を異なった第三者に依頼するという選択肢を取ることが多く，その場合には16万2000米ドルということになる．韓国のプログラムでは米国の半分以下になるという．

これらの費用は営利団体が算定したものであるから，甚だ高額となっているし，実際にこれだけの費用を支払うことのできる不妊患者は限られている．しかし，サービスの質は専門のカウンセリング体制も含めて聴聞する限りでは充実していると考えられる．非営利を厳守するとしても，患者の要望に応え得る質の高い医療サービスを提供するなら，実費相当分の中にカウンセリングなどの労作に対する正当な経費を組み込まなければ，ボランティア方式だけに頼ることには，落ち度が生ずる危険がある．

ま と め

生殖補助医療の現場と患者の意識調査に基づいて，受着学会倫理委員会がまとめた見解と提言の一覧を表3－12に示してある．

非配偶者間の生殖補助医療は，技術上の問題でなく倫理上の問題である．それ故に倫理，法律上の配慮が重要となる．配偶者間の生殖補助医療は，生命の相対観，胚の尊厳並びに個体性の尊厳を構成要素とする生殖の尊厳 reproductive dignity の枠内でおこなわれるべきことは前章のまとめで述べた．これに対し，非配偶者間の生殖補助医療においては，「生殖の尊厳」の概念の内容に配偶子の提供に伴う「配偶子の尊厳」が加わるとともに，「個体性の尊厳」がより色濃く前景に出てくる（図3－6）．

非配偶者間の生殖補助医療をめぐる生命倫理上の第一の課題は，「個体性の尊厳」すなわち生殖に対する価値観の尊重がどこまで許容されるかである．生殖に対する親の価値観の多様性は，精子や卵子の提供だけでなく，胚や子宮の提供にみられるように，生殖の分野にも現実に現れてくるようになった．そのこと自体は，危険視あるいは不道徳視すべきものでなく，むしろ歓迎すべきものである．なぜなら，それこそが社会が健全である証拠であり，その社会の活性化の原動力になると考えられるからである．

「個体性の尊厳」における個体性の意味には親と子両者の個体性が含まれる．親の生殖に対する価値観の多様性の制約要因となるのは，脱血縁の考えと親子関係，脱血縁と社会的容認との距離である．非配偶者間生殖補助医療と配偶者間生殖補助医療との根本的な違いは親

表3-12　非配偶者間生殖補助医療の実施に関する見解と提言

(日本受精着床学会・倫理委員会／平成15年6月)

I　代理出産に関する見解
　　1　非営利的な代理出産を，不妊治療法として認め，必要な法律上の整備をする
　　2　出生した子の法律上の母を出産した女性と規定する場合，代理出産で生まれた子の母は，依頼者夫婦の母とすることを，特例として設ける

II　代理母に関する見解
　　1　非営利的な代理母を，不妊治療法として認めるのは，現段階では妥当でない
　　2　ただし，法律で禁止すべきではない

III　卵子提供に関する見解
　　1　卵子提供による体外受精を，不妊治療法として認め，必要な法律上の整備をする
　　2　卵子の提供を受けなければ夫婦のなかに，妻の年齢が最高55歳未満のもの，もしくは卵子に問題があるため反復して体外受精が不成功のものも含む含むものとする

IV　胚提供に関する見解
　　1　提供された胚の移植を，例外的に不妊治療法として認め，必要な法律上の整備をする
　　2　提供を受けることができる胚は，原則として，他の夫婦が自己の胚移植のために得た胚に限る
　　3　卵子代替胚提供については，厳重な事前審査を条件として，胚提供の特例としてみとめる
　　4　不妊治療を目的として，精子と卵子両方の提供によって，新たに作出された胚の移植を禁止する

V　匿名性に関する見解
　　1　代理出産したり，精子・卵子・胚を提供する場合には，原則として匿名とする
　　2　ただし，被提供者の希望と提供者の承諾があれば，特例として，事前審査において適否を判定する

VI　出自を知る権利に関する見解
　　1　非配偶者間の生殖補助医療により生まれた者，または生まれたかも知れないと考えている者であって，15歳以上の者は，提供に関する情報のうち，提供者を特定できる情報を含めて，開示を受けたい情報について，その開示を請求することができる
　　2　当該提供者は，請求のあった情報のうち，提供者を特定できる情報を含めて，開示を承認する範囲を指定することができる

VII　対価に関する見解
　　1　代理出産の実施や，精子・卵子・胚提供に係わる一切の金銭等の対価を供与すること，および受領することを禁止する
　　2　ただし，個々の医療に係わる実費相当分および医療費については，この限りではない

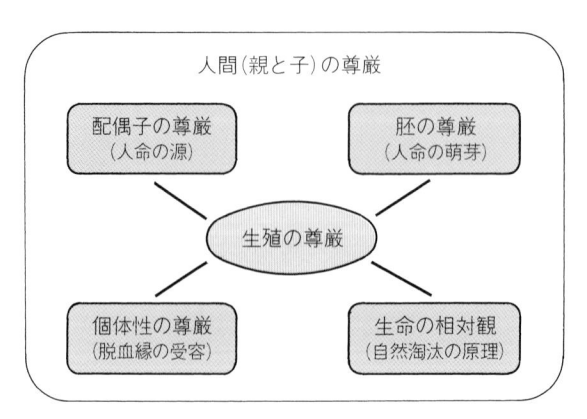

図3-6　非配偶者間生殖補助医療の生命倫理

子間の血縁関係の有無である.脱血縁の考えが親子双方と同時に社会に受け入れられなければ,非配偶者間の生殖補助医療は成立しない.

脱血縁主義は何よりも親子関係から吟味してみなければならない.脱血縁に対する親の考えは,生殖に対する親の価値観によって決まる.「個体性の尊厳」の原理に由来する価値観の尊重の精神からすれば,親の脱血縁の選択は人格権的にも最大限認められなければならない.実際,子を持つために非配偶者間生殖補助医療まではしたくないと考える夫婦は,子のいない人生を選ぶであろうし,不妊でなくとも初めから子を造らない夫婦もある.

一方,「個体性の尊厳」の原理は,生まれてくる子の福祉を最大限に考えなければならないという命題を突きつける.なぜなら子は親を選ぶことができないからである.子が自己の遺伝的なルーツ(アイデンティティ)に気づいたとき,人格的自己(インディビデュアリティ)形成過程で心理的葛藤に苦しむであろう.子が親を選ぶことができないことは,配偶者間生殖補助医療でも同じとはいえ,子のインディビデュアリティ形成過程で重い負荷を子に負わせることになることを親は覚悟のうえで,子に対する責任能力を持たなければならない.

非配偶者間の生殖補助医療の適応は,医学的適応に限るとの意見は常識的で妥当ではあるが,突き詰めて考えれば,医学的非医学的を問わず,「個体性の尊厳」の枠内で血縁と非血縁という,相反する価値観の間の対立と調和の図式に置き換えて考えられなければならない.1989年11月,国連総会で採択された「子どもの権利条約」(表3-13)の第7条に,「子はその父母を知り,かつその父母によって養育される権利を有すること」とあるので,脱血縁の考えは受け容れられていない.代理懐胎のうち医学的適応が成立する代理出産も否定されることになる.非配偶者間生殖補助医療における個体性の尊厳は,脱血縁の考えが社会通念化するまでの意識改革によって初めて現実化する.

脱血縁の考えがどこまで認められるかは,時代と社会によって異なることは言うまでもない.社会通念は非配偶者間生殖補助医療によって生まれてきた子のインディビデュアリティの確立過程で大きな影響を及ぼすであろう.徳島大学で体外受精プログラムを立ち上げた時,生まれた子が特別視されることを憂慮したが,20年後の今日それは杞憂に終わった.非配偶者間ARTで生まれた子の数が増えるにつれ,脱血縁の考え方も日本の社会で次第に市民権を得ていくのではないだろうか.

表3-13 子どもの権利条約

(1989年11月20日国連総会/古村泰典教授提供)

第3条	子どもの最善の利益が考慮されるべきこと
第7条	子はその父母を知りかつその父母によって養育される権利を有すること
第8条	子どもがその父母の意志に反してその父母から分離されないこと
第21条	養子縁組は権限のある当局によってのみ認められ,関係者に金銭上の利益をもたらすことがないことを確保すること

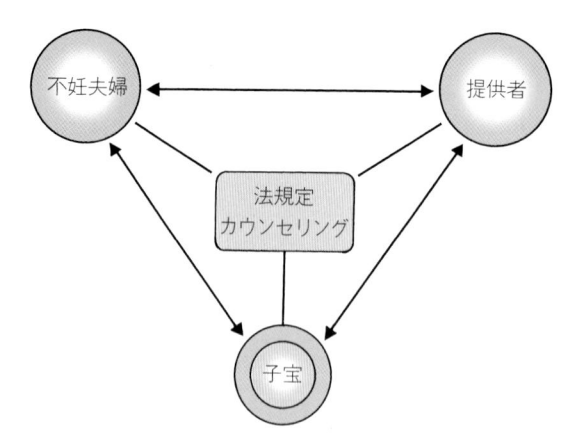

図3-7　非配偶者間生殖補助医療の実施体制

　第二の課題は医療技術としての課題で，カウンセリング体制の整備である．質の高い生殖補助医療には，医療技術とカウンセリングが車の両輪のように具備されていることが求められるが，非配偶者間の生殖補助医療においては，技術よりもカウンセリングの比重が大きい．わが国の本格的なカウンセリング体制は未整備であり，例外を除いては極めて貧弱である．早急に整備する必要がある．整備に当っての大きな壁はカウンセリングが医療と認知されていないことであるような気がする．心理学的手法は精神医学では医療技術として日常的に用いられるが，生殖医療の現場ではそれを治療法として用いることの重要性が認識されていない．

　カウンセリング体制の整備は非配偶者間の生殖補助医療の健全な実施のため必要な前提である．そうすることによって，不妊夫婦と提供者，そして生まれてくる子の立場を，個々の事例について見極められる実施体制を組むことが求められている．図3-7に示したように，係わる三者が法規定とカウンセリングの下に，人間としての尊厳をもった新しい生命の誕生を，祝福と喜びをもってこの世に迎えられるような体制の実現が期待される．

参考資料
①厚生科学審議会・先端医療技術評価部会・生殖補助医療技術に関する専門委員会：精子・卵子・胚の提供等による生殖補助医療のあり方についての報告書．平成12（2000）年12月．
②厚生労働省・生殖補助医療部会：精子・卵子・胚の提供等による生殖補助医療制度の整備に関する報告書（案）．平成15（2003）年4月．
③日本産科婦人科学会・会告：代理懐胎に関する見解．平成15（2003）年4月．
④日本産科婦人科学会・倫理委員会提案：胚提供による生殖補助医療に関する倫理委員会見解（案）．平成14（2002）年12月．
⑤日本受精着床学会・見解：非配偶者間の生殖補助医療の在り方に関する基本理念．平成15（2003）年2月．
⑥日本受精着床学会・倫理委員会報告：非配偶者間生殖補助医療の実施に関する見解と提言．平成15（2003）年6月〔本受精着床学会HP（http://www.jsfi.jp/）〕
⑦法務省・法制審議会・母子法制部会：精子・卵子・胚等による生殖補助医療により出生した子の親子関係に関する民法の特例に関する要綱中間試案．平成15年7月．
⑧森　崇英：ARTの倫理と体制　図説ARTマニュアル．森　崇英，久保　春海，岡村　均編集，9-16頁，永井書店，2002．

⑨日本産婦人科学会：平成12年度倫理委員会・登録調査小委員会報告（平成11年度の体外受精・胚移植等の臨床実施成績及び平成12年3月における登録施設名）．日本産婦人科学会誌　2001；53：1462-1493．
⑩国立社会保障・人口問題研究所：日本の将来推計人口（平成14年1月推計）．1-31頁，平成14（2002）年1月．
⑪生殖医療における人格数をめぐる法的諸問題（総合研究成果報告書　研究代表者　東海林邦彦）．1-14頁，平成6（1994）年3月．
⑫厚生科学研究　（主任研究者　矢内原　巧）：非配偶者間の生殖補助医療に関する一般国民の意識調査．平成11（1999）年5月．
⑬厚生労働科学特別研究（主任研究者　山縣然太朗）：生殖補助医療技術についての意識調査2003　集計結果．平成15（2003）年4月．
⑭内閣総理大臣：ヒトに関するクローン技術等の規制に関する法律．平成12（2000）年12月．
⑮勝島次郎，市野川容孝，武藤香織，米本昌平：先進諸国における生殖技術への対応―ヨーロッパとアメリカ，日本の比較研究―．1994年10月，生命・人間・社会，三菱化学生命科学研究所．
⑯詠田由美ほか：非配偶者間の生殖補助医療に関する不妊患者の意識調査．日本受精着床学会雑誌　21巻，6-14頁，2004．
⑰吉村䕅典：生殖医療のあり方を問う．診断と治療社，2002．
⑱石原　理：生殖革命．ちくま新書，1998．
⑲金城清子：生殖革命と人権．中公新書，1996．
⑳遠藤直哉：危機にある生殖医療への提言．近代文芸社，2004．

第4章 生殖エンジニアリング

A．生殖エンジニアリングの概念
B．卵細胞質移入
C．核　移　植

●●● A　生殖エンジニアリングの概念

1　背　　景

　1997年英国ロスリン研究所におけるクローン羊ドリーの誕生は，生殖生物学の法則を根底から覆す事実であった．いうまでもなく有性生殖でしか遺伝子を次世代に伝達することができないと考えられてきた哺乳動物でも，無性生殖的な個体の再生が可能であることを示したからである．クローン羊の誕生は同時に，クローン人間の人為的作成に対する人々の感覚的な恐怖を生み，人間の尊厳に対する冒涜であると社会を震撼させた．

　このようにドリーが生命科学と生命倫理の両面で大きな問題を喚起した翌年，米国ウイスコンシン大学でヒト胚性幹 embryonic stem（ES）細胞の樹立が報ぜられた．ヒトES細胞の樹立はその細胞の性格上再生医療に大きな期待が寄せられ，これが契機となって再生医学研究に拍車がかかった．しかし，ES細胞の源となるヒト受精胚に対する倫理認識について人々の漠然とした疑念も持ち上がった．

　さらに2003年4月，米英日などの6カ国の首脳はヒトゲノム解読計画の完結を高らかに宣言した．1953年ワトソンとクリックがDNAの二重螺旋構造を提言して以来ちょうど50年，1986年ヒトゲノム計画の開始から17年目である．総額3500億円を越す巨費を投入したこのプロジェクトの完結によって，28億6000万文字から成る遺伝子の数は約3万2千個であることが分かった．ヒトの生命科学はいまや post-genomic の時代に突入した．

　一方，すでに述べた通り，体外受精児の誕生以来四半世紀が経った今日，多くの関連技術

第4章　生殖エンジニアリング

質問2　あなた方ご夫婦の不妊原因は，医師から何と言われていますか．最も主な病名をお教え下さい
女性因子　67.3%の内訳

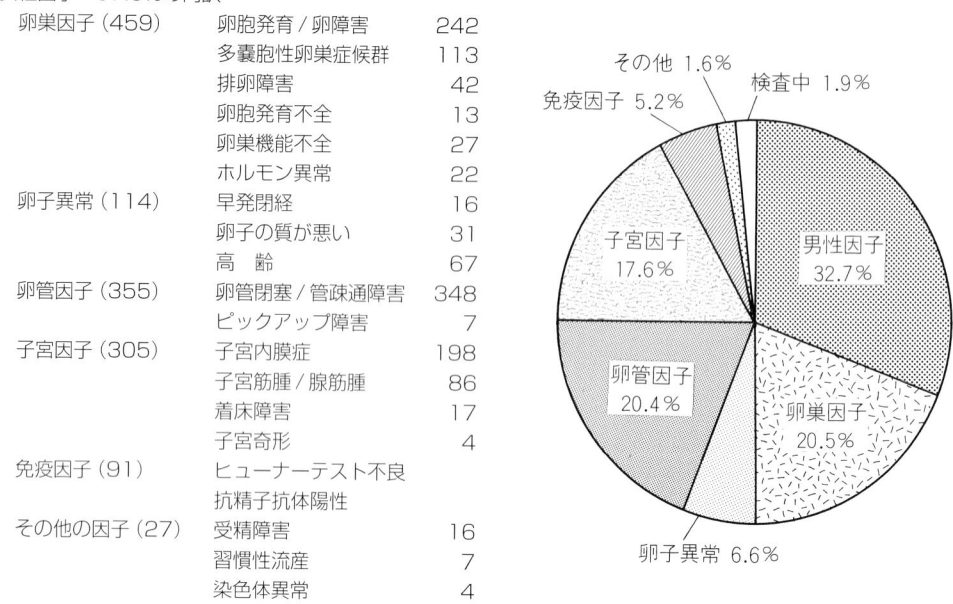

卵巣因子 (459)	卵胞発育/卵障害	242
	多嚢胞性卵巣症候群	113
	排卵障害	42
	卵胞発育不全	13
	卵巣機能不全	27
	ホルモン異常	22
卵子異常 (114)	早発閉経	16
	卵子の質が悪い	31
	高齢	67
卵管因子 (355)	卵管閉塞/管疎通障害	348
	ピックアップ障害	7
子宮因子 (305)	子宮内膜症	198
	子宮筋腫/腺筋腫	86
	着床障害	17
	子宮奇形	4
免疫因子 (91)	ヒューナーテスト不良	
	抗精子抗体陽性	
その他の因子 (27)	受精障害	16
	習慣性流産	7
	染色体異常	4

図4-1　調査対象とした不妊夫婦の原因別頻度
（日本受精着床学会・倫理委員会／平成15年6月）

が派生しながら，全体としてARTという治療体系が樹立した（図1-8参照）．ARTによって救われる不妊夫婦の対象は格段に広がったが，なおその恩恵に取り残された患者が存在することも事実である．日本受精着床学会・倫理委員会の不妊患者を対象としたアンケート調査によると（図4-1），卵子異常と診断されたものが全体の不妊原因の6.6%にも達しており，卵子提供を受ける候補患者と考えられる．このような統計事実はこれまで明らかにされていなかった数字で，予想外に多いのに改めて驚かされる．クローン技術とES技術を活用した生殖エンジニアリングを導入すれば，現在のARTでは治療不可能な不妊症の治療も現実のものとなる．そこでこの章では，次世代のARTとなり得る生殖エンジニアリングを用いた不妊治療の可能性を展望してみることとする．なお，生殖エンジニアリングに関する生命倫理については次章で考察する．

2　生殖エンジニアリング　Reproductive Engineering (RE) の定義

　生殖エンジニアリングとの用語はあまり用いられないので耳慣れないばかりでなく，生殖クローニングreproductive cloning（体細胞クローン個体）と紛らわしいので混同されないよう概念を明確にしておく必要がある．

　発生生物学領域には生物の発生に関する原理や法則を用いて，動物の発生を人為的にコントロールしたり，特定の遺伝子の機能を解析するためノックアウトやノックイン，トランスジェニック動物を用いた発生生物学の分野があり，これを発生工学と呼んでいる．生殖エンジ

A．生殖エンジニアリングの概念

表4-1 生殖エンジニアリングの種類

```
1  卵細胞質移入  Ooplasma Transfer (OT)
     卵の部分的若返り法
2  核移植  Nuclear Transplantation (NT)
   1) 自己卵核移植  Autologous NT
      卵の全面的若返り法    GV核移植  GVT
                        MII核移植  MIIT
   2) 胚クローニング  Embryo Cloning
      夫婦間受精胚の割球核移植
   3) 自己配偶子作成  Autologous Gamete Manufacturing
      自己体細胞の核移植
```

ニアリングあるいは生殖工学とはこれと類縁の用語で，生殖生物学の原理や法則を利用して生殖現象を人為的にコントロールしたり，生殖機能に及ぼす遺伝子の機能を解析する生殖生物学の分野も当然想定され，これを生殖工学あるいは生殖エンジニアリングと規定して発生工学とは区別して使用することとする．生殖工学と発生工学とは互いに重なることもあって，敢えて区別する意味はないとも考えられるが，生殖工学は主として配偶子を対象とする点で発生工学とは区別すべき分野である．また，生殖クローンが体細胞クローン個体の複製を意味するので，生殖エンジニアリングと生殖クローンを明確に区別する必要がある．

生殖エンジニアリングはクローン個体の作出ではなく，クローン技術やES技術を導入することによって，配偶子や胚，体細胞を操作することにより，自己のゲノムを引き継いだ配偶子を作出，最終的には自己のゲノムを引き継いだ次世代の個体を作成することである．したがって，生殖エンジニアリングは不妊治療に新しい原理と技術を提供することになる．

3　生殖エンジニアリングの目的別種類

生殖工学には，原理上卵細胞質移入と核移植とがあるが，本章では再生医療に用いられるES細胞を経由しない方法に限定した．可能性のある技術は表4-1に示した通りである．生殖エンジニアリングには，卵細胞質移入と核移植とがある．

体細胞クローニングには，治療クローンニング therapeutic cloning（再生クローニング regenerative cloning と呼んだほうが実態に即している）と生殖クローニング reproductive cloning とがあるが，後者はクローン技術規制法に基づいた「特定胚の取扱いに関する指針」（いわゆる特定胚指針）（文部科学省/平成13年12月）よって厳禁されている．また，ES細胞経由の生殖クローニングについては，クローン技術規制法に基づいた「ヒトES細胞の樹立及び使用に関する指針」（いわゆるヒトES細胞指針）（文部科学省/平成13年9月）によって，再生医学研究に限定され，生殖医学研究には使うことはできないことになっている．

4 人工子宮

広い意味では生殖エンジニアリングに入るが，治療クローニングを生殖医療に応用するなら人工子宮がある．体細胞クローン技術の再生医療への応用を目的とした研究が進むなかで，人クローン胚の作成は刑罰をもって厳禁されている．もし自己ES細胞経由で人工子宮が造られるようになると，これを子宮のない女性に自家移植して子供を得ることもあながち夢ではなくなる．動物実験では同種間の子宮移植はすでに成功し，胎子も生まれている．そうなれば，代理出産（いわゆる借り腹）は不必要となる．自己クローン胚や自己ES細胞の作成が一定範囲で認められるようになると，この方面の研究も一気に加速するに違いない．

●●● B　卵細胞質移入　*Ooplasma Transfer*（OT）

卵細胞質が胚発生に必要な物質の貯蔵庫であることは以前から知られていたが，単なるエネルギー源としてではなく，成熟能 maturational competence，受精能（前核形成能）fertilizable competence，発生支持能 developmental competence の獲得に重要な役割りを果たしていることが，ここ10年来の生殖科学の進歩で明らかにされてきた．そのため卵細胞質移入には生命倫理的な課題が伏在していることも浮上した．

1　遺伝子刷り込み　genomic imprinting

哺乳動物の卵形成過程において，始原生殖細胞 primodial germ cell（PGC）が生殖隆起に到着直後，すべてのゲノムの刷り込みが完全に消去される．PGCは数回の体細胞分裂を行ったあと，減数分裂に入ってその前期の復糸期 diplotene/網糸期 dictyotene で一時停止，一次卵母細胞に分化する．原始卵胞からグラーフ卵胞まですべての卵胞卵はこの分化段階にあって，ゲノムシークエンスそのものには変化はないが，ゲノムは記憶の刷り込み genomic imprinting という後成的な遺伝子修飾 epigenetic gene modification を受ける．これは両親のうち，親の性に依存したいずれかのアリルのみの遺伝子が安定して発現するよう調節される機構であって，現在 Igf2r をはじめ45個位のインプリント遺伝子が発見されている．分子機構はDNAのCpG配列におけるシトシン塩基のメチル化とされ，このインプリントを受けた遺伝子はメンデルの法則に従わない．

ヒトの場合，一次卵胞が発育を開始してからグラーフ卵胞に至るのに約80日かかると推測されているが，その間卵母細胞のサイズでは大きく成長する．マウスではこの間に卵細胞質RNAの全量は約300倍に増えるという．ゲノム・インプリンティングを含めた後成遺伝子成熟 epigenetic maturation に卵細胞質が重要な役割を果たしていることを，巧妙な実験系を用いて河野友宏教授らのグループが見事に証明した．ゲノム・インプリンティングは，

佐々木弘之教授によれば，父母由来のゲノムに独立した機能を付加する哺乳動物に特異な生物現象と考えられている．

2　ミトコンドリアDNA（mtDNA）

すべてのヒトの細胞は，ミトコンドリア当たり2～10コピーのmtDNAをもっているが，血小板と卵母細胞だけは1コピーしかもっていない．mtDNAは活性酸素が発生しやすいという細胞質内局在，傷ついた時の修復能力が弱いこと，さらにmtDNA自身がヒストン蛋白の保護を受けていないため核内DNA（nDNA）より20倍も突然変異が起こりやすいといわれている．このように，本来の野生型と変異型が混在している状態をミトコンドリア・ヘテロプラスミーheteroplasmy，野生型か変異型のみが存在している状態をミトコンドリア・ホモプラスミーhomoplasmyと呼んでいる．

変異はmtDNAのゲノム全般に均等に起こるのではなくランダムに発生するが，変異型mtDNAの量，つまりヘテロプラスミーの程度によってミトコンドリア機能に異常が生じる．また，mtDNAのシークエンスそのものの異常によってミトコンドリア病が発症するが，mDNAは通常卵母細胞を介して子に伝えられるので，母性遺伝の形式をとる．人類のmDNAを遡ると，アフリカの一女性のそれに行き着くので，その女性が人類の祖先であるとするミトコンドリア・イヴ説があるほどである．

このように，mtDNAはnDNAに比べて不安定で，卵子の加齢による影響を受けやすい．異常mtDNAが細胞質遺伝の形成で子に伝わるとすると，卵子を対象とした生殖工学的手法の臨床応用には慎重を期すべきことはいうまでもない．

3　卵細胞質移入ooplasma transfer（OT）の原理─卵の部分的若返り法

胚の質が卵子の質に大きく依存することは臨床的に常に経験され，加齢不妊における加齢卵子の質をいかにして改善するか，ARTに携わる臨床医は頭を痛めているが，決定的な解決策はない．一般に加齢の影響は男性よりも女性に早く現れ，かつ女性の身体機能のうち生殖機能，とくに卵子の加齢が最も早く出現する．晩婚化と加齢不妊が少子化の要因であることから，加齢卵子の質を高め加齢不妊の治療効率を高めることは，少子化対策として重要な意味をもっている．卵子の質を高める確かな薬物療法はなく，卵子提供に頼らざるを得ないのが現状である．

厚生労働省・生殖補助医療部会の報告書にあるように，若年女性（35歳以下で子供のある女性）からの卵子提供が将来認可されれば，生殖エンジニアリングの手法を用いて自己卵の若返りを図ることができる．ただし，提供卵子の細胞質移入は認められていない．原理は図4-2に示したように，体内成熟させたMⅡ卵を提供して貰い，その細胞質の一部を吸い上げ，同時に配偶者の精子も吸引する．その吸引した若い細胞質と精子をICSIの要領で加

第4章 生殖エンジニアリング

配偶者精子とともに
若年者の細胞質を注入

若年提供卵
(MⅡ期成熟卵)

顕微授精

加齢不妊卵
(MⅡ期成熟卵)

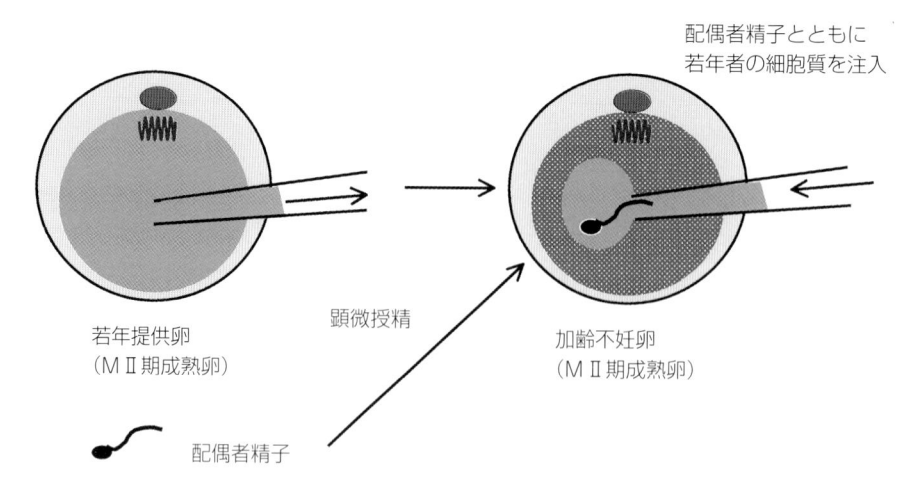

配偶者精子

図4-2 卵細胞質移入 Ooplasmic Transfer
(MⅡ期成熟卵):卵の部分的若返り法

齢した自己卵に移入するというものである．したがって，この方法で得られた再構築卵の細胞質には，自己卵細胞質と提供卵細胞質とが混在したヘテロプラスミーの状態になっており，いわば卵の部分的若返り法 partial juvenescence といえる．

4　卵細胞質移入(OT)の科学的評価

　1997年ニューヨークのCohenらによって卵細胞質移入による初めての出生児が報告された．卵細胞質にはmtDNAが含まれているので，事実上ヒトゲノムに対する人為操作ではあるが，ゲノムの改変か修飾かは微妙である．その後2001年までに少なくとも約30例が卵細胞質移入によって妊娠しているという．13例の妊娠例について経過を調査したところ，1例の自然流産と1例のターナー症候群(人工中絶)が見られたが，卵細胞質移入との因果関係は定かではない．

　ヒト胚を用いた実験研究では，ドナー細胞質のmtDNAが，移入された卵細胞質のなかに存在することが確認されており，受精から着床までの着床前胚ではmtDNAの複製は起こらないという．しかし，卵細胞質移入による出生児の追跡調査では，生後9ヵ月と14ヵ月の児の血液サンプル中に提供卵のmtDNAが検出されたという．

　このような事態に対し，米国FDAは卵細胞質移入の安全性や有効性を支持する臨床前研究のデーターが不十分として，実施施設に対しあらかじめ実施プロトコルの提出を求めた．事実上の自粛要請である．

　その後，ヘテロプラスミーを避けるため，台北医科大学のTzengらのグループが患者自身の自己顆粒膜細胞を細胞質ミトコンドリアのソースとして用いる方法を発表しているが，ヘ

テロプラスミーは避けられても加齢細胞質という点で有効性には疑義が残る．しかし，体細胞ミトコンドリアは卵細胞のそれより加齢の影響を受けにくいとの電顕所見があので，今後の検証が必要である．

ところが，今年に入って中国第一軍医大学で，自己顆粒膜細胞由来の細胞質移入の報告があった．37歳以上の高齢不妊あるいは反復体外受精不成功患者18例に，自己顆粒膜細胞から採ったミトコンドリアを移入すると，移入しなかった場合よりも有意に高率で良質胚が得られたという．

●●● C 核移植 Nuclear Transplantation（NT）

提供卵の細胞質移入による卵子の質の改善方法には，部分的な卵の若返り法であること，ミトコンドリア・ヘテロプラスミーによる安全性の問題が未解決であることなどから，臨床応用にはなお検証すべき多くの課題が残されている．そこで，体細胞クローンで使われる核移植技術を生殖工学的に利用して，新しい不妊治療法を開発しようとする試みに熱い期待が寄せられるようになった．

核移植を用いた生殖エンジニアリングとしては，自己卵子核移植，ヒト（夫婦間）受精胚クローニング，自己配偶子形成の3種が挙げられる．

1 自己卵核移植 Nuclear Transplantation of Autologous Oocyte

減数分裂のどの時期の核を用いるかによって，卵核胞(GV)期卵子核移植(体外成熟法)と成熟分裂中期(M II)卵子核移植(体内成熟法)とがある．いずれも若い未受精卵の提供を必要とする．

原理は図4-3に示した通りである．GV核移植は，GV期の未受精卵の提供を受け，あらかじめ除核しておいて自己GV核プラストを電気融合させたあと，体外成熟させてM IIにもって行き，夫の精子をICSIして夫婦間の受精胚を作成する方法である．ZhangらTakeuchiらによってマウスで確立された手技である．後者のM II核移植法は，in vivoで成熟させたM II核プラストを同様の手法でM II期除核提供卵に移植する方法で，Tesarikらによって試みられた．両者を比較すると一長一短ある．GV核移植ではヒトM II卵まで体外で成熟させるための体外成熟培養系の確立が必要であるが，減数分裂開始前に核移植を行うから，良質な若い細胞質のため生じた胚の染色体異数性の発生を若年者並に抑えることができる．したがって，全面的な卵の若返り法 complete juvenescence としてはより優れているといえ，今後GV核移植が主流となるであろう．

第4章　生殖エンジニアリング

表4-2　ヒト核移植による生殖エンジニアリング研究の現状

GV卵核移植 Takeuchiら，2001 Hum Reprod	体細胞核移植 Palermoら，2002 RBM Online
ヒト卵胞卵GV核	ヒト子宮内膜間質細胞
再構築率　　72.8% 体外成熟率　44.9% 受精率　　　52.0%	移植率　　　73.9% 再構築率　　47.8% 半数化率　　39.1%
正常2PN率　　78.6% Aneuploidy率　21.4%	

卵核胞期（GV）核移植：体外成熟法

除核　自己GV核移植　体外成熟　顕微授精

提供未受精卵（GV期）　GV由来再構築部

成熟分裂中期（MⅡ）核移植：体内成熟法

除核　自己MⅡ核移植　顕微授精

提供未受精卵（MⅡ期）　MⅡ由来再構築卵　前核期胚

有性発生個体
有性発生個体

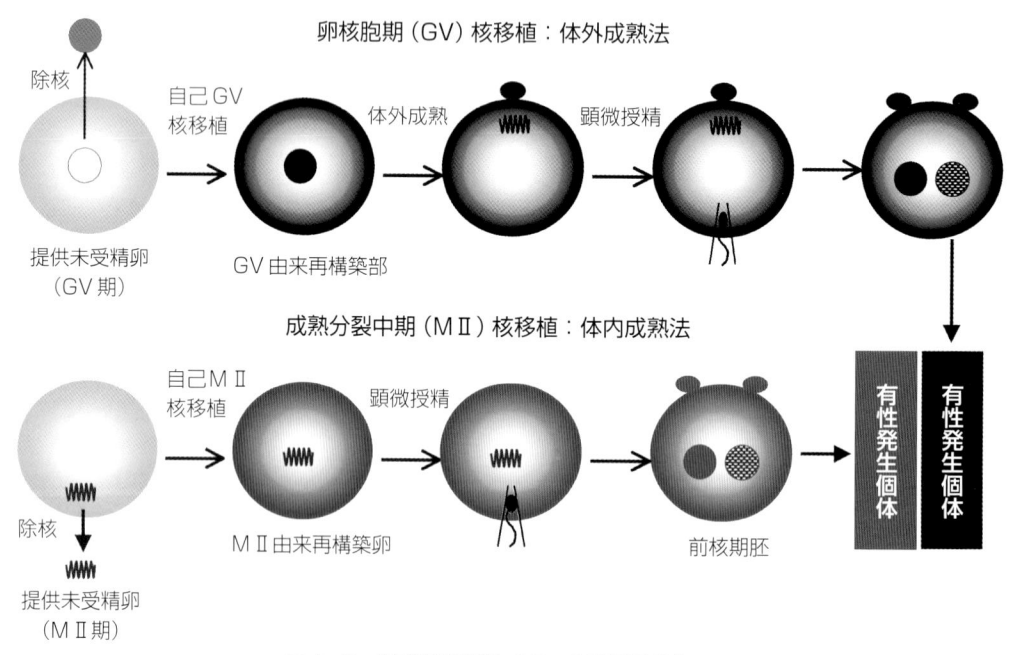

図4-3　自己卵核移植によるヒト配偶子形成
－卵巣低反応不妊に対する治療戦略－

ヒトに関する臨床前研究の成績では，再構築率は70％以上，染色体数の異常率も20％程度とヒト卵胞卵の体内成熟における正常範囲と同程度であるが，体外成熟率にはまだまだ改善の余地がありそうである（表4－2）．

2　夫婦間受精胚の割球核移植－受精胚クローニング　Embryo Cloning

いわゆるクローン胚あるいは受精卵クローンと呼ばれる胚である．ヒト受精胚クローニングには，図4－4に示したようにヒト胚分割胚 embryo splitting とヒト胚核移植胚 embryonic cell nuclear transplantation とがある．核移植技術を用いるのは後者であって，除核卵の提供が前提となる．分割胚も核移植胚もクローン技術規制法（平成12年2月）に基づく文

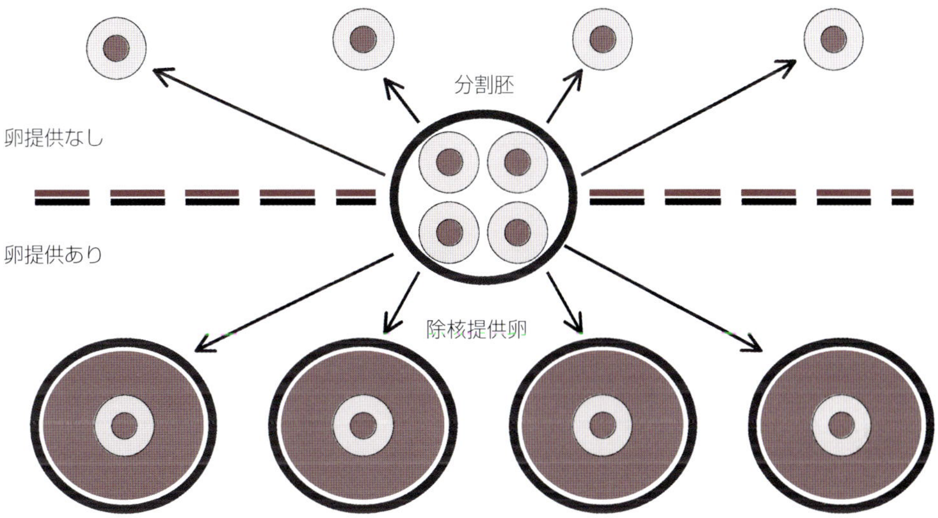

C. 核移植

ヒト胚分割胚　Embryo Splitting

ヒト胚核移植胚　Embryonic Cell Nuclear Transfer

図4-4　ヒト受精胚クローニング　Human Embryo Cloning

部科学省の特定胚の取扱い指針（平成13年12月）によって作成は禁止されている．

これら2種類のヒト・クローン胚の臨床的有用性は低く，ヒト胚核移植（クローン）胚には多少期待できるが，臨床前研究はあまり進んでいない点を考えると，将来の臨床応用に至る可能性は低い．

3　自己体細胞核移植による配偶子作成法　Gamete Manufacturing

性腺も生殖細胞も形成されない性腺形成異常や早発閉経などの，卵原性不妊に対する治療戦略として熱い期待がもてる．もし自分の体細胞核を利用して配偶子が作れるとすれば，これらの不妊患者も遺伝的な実子をもうけることができる．

手技は図4-5に示したように，自己の体細胞核プラストを提供未受精卵に移植して再構築卵を作り，これを成熟培養して得られたMII卵に夫の精子をICSIして受精胚とする．後は体外受精の手順に従うと有性発生個体が得られる．もし再構築胚を初期化培養（飢餓培養）すると，前核期クローン胚を経て体細胞分裂を繰り返して胚盤胞を経て移植すればクローン個体に至るので，厳重な管理が必要である．

ヒト子宮内膜間質細胞核を用いた臨床前研究の成績では，再構築率は約50％程度，半数化率40％と臨床応用への可能性を示唆する数字となっている．

第4章　生殖エンジニアリング

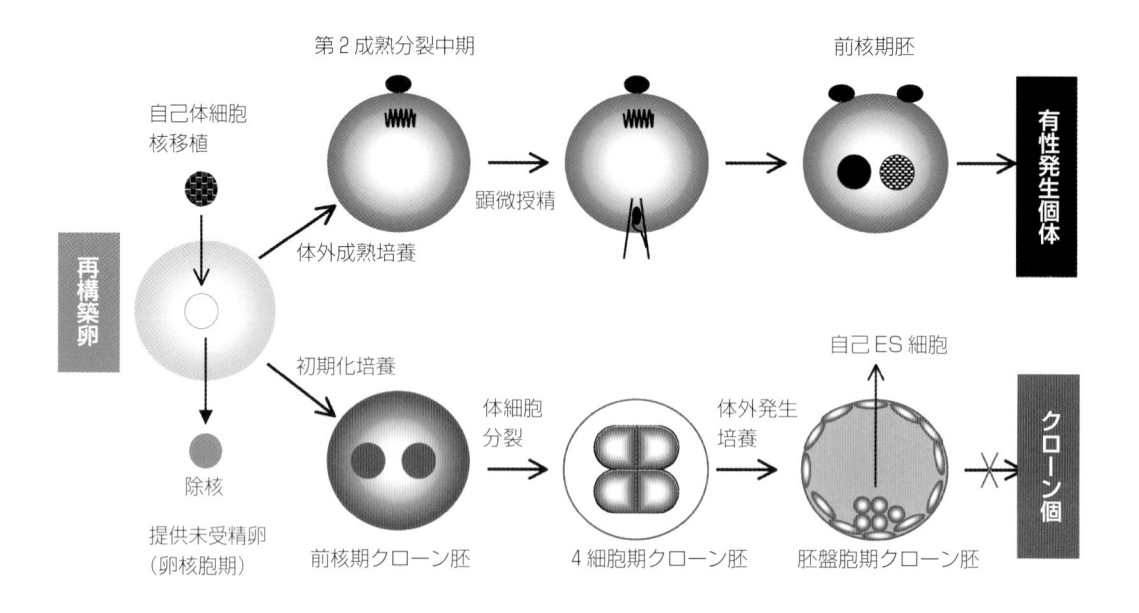

図4-5　自己体細胞核移植によるヒト配偶子形成
－卵原生不妊に対する治療戦略－

　したがって，この方法の原理は，未受精卵のもつ染色体半数化能を利用するものである．未受精卵は染色体の半数化能と複製能の両方をもっており，第1成熟分裂後のMⅡ停止を支持しているかに見える分裂静止因子 cytostatic factor (CSF)（実体はプロトオンコジーン c-mosがコードする蛋白MOS）は，実は減数分裂から体細胞分裂への移行を，受精が起こるまで抑止しているので，半数化が可能となる．

まとめ

　生殖エンジニアリングは次世代の新しいARTである．クローン技術を活用して卵子の若返りや自己配偶子の形成が可能となれば，現在のART治療ではどうすることも出来ない不妊患者の治療に，自己の遺伝子を引き継いだ子供が得られる新しい道が拓かれる．この技術が臨床応用可能となれば，まぎれもなく究極のARTとなり得るのであって，生殖の生命科学技術は一応の完結をみる（図4-6）．

　生殖エンジニアリングの研究開発には，自己クローン胚から直接に，あるいは自己ES細胞を経由して間接に生殖幹細胞を誘導分化させる方法の研究が必要である．再生医学研究は非自己ES細胞から組織幹細胞を分化誘導すれば可能であるので，現行の法規制下でも限定的ながら開発研究は可能である．生殖エンジニアリングでは自己クローン胚や自己ES細胞を必要とするので，現在は法規上不可能である．そもそも生命倫理的に問題が生ずる研究は禁止すべしとの意見もあるが，どれが臨床応用可能かを見極めるために研究そのものは推し

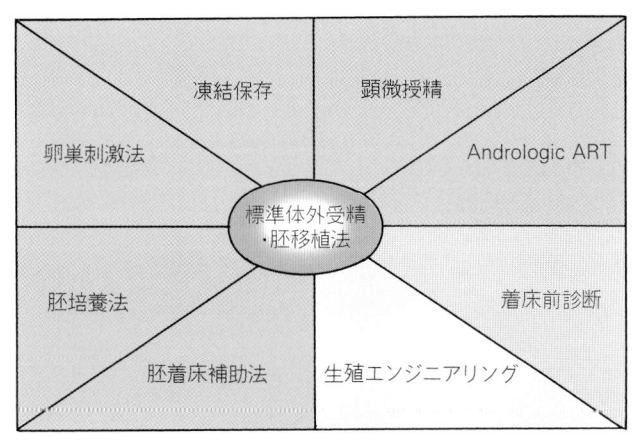

図4-6 生殖補助医療技術体系の将来展開

進めておくことが必要ではあるまいか.

　本章では生殖エンジニアリングのなか，クローン胚やES細胞を経由しない具体的方法の原理と生命科学技術上の問題点を紹介した．現実化するまでには克服すべき多くの壁が予想されるが，それらを着実そして確実に解決することによって，ゲノム後の時代の生殖医療に新たな展望が開かれることを期待したい．それには生殖エンジニアリングに伴う生命倫理的根拠を明確にしておかなければならないので，第5章でまとめて考察する.

参考資料
①佐々木裕之編：エピジェネティクス．シュプリンガー・フェアラーク，東京，2004.
②厚生科学審議会・生殖補助医療部会：精子・卵子・胚の提供等による生殖補助医療制度の整備に関する報告書．平成15年4月.
③詠田由美ほか：日本受精着床学会・倫理委員会報告「非配偶者間の生殖補助医療に関する不妊患者の意識調査」．日受着誌 21：6-14，2004.
④竹内　巧：クローン技術とARTへの応用．森崇英，久保春海，岡村均編著，図説ARTマニュアル．永井書店，2002.
⑤佐藤英明：哺乳類の卵細胞．朝倉書店，2004.
⑥岡田益吉，長濱嘉孝編著：生殖細胞―形態から分子へ―．共立出版，1996.

第5章　生殖の生命倫理学

- A．生殖医学・医療の倫理的特性
- B．生命倫理学の成立と発展
- C．ヒト胚研究の生命倫理
- D．人クローン胚と特定胚の研究
- E．胚性幹（ES）細胞と胚性生殖（EG）細胞の研究
- F．生殖エンジニアリングの生命倫理
- G．生殖生命倫理学

A　生殖医学・医療の倫理的特性

1　ARTの生殖医学的意義

　1978年英国で最初の体外受精児が誕生して以来四半世紀が経過した．長年の生殖生物学の蓄積と，前世紀後半における生命科学が結合して登場した体外受精・胚移植法は，革命的な不妊治療法として全世界に急速に普及し，今や本邦でも出生児90人中1人は体外受精児であり，すっかり定着した感がある．その理由は体外受精が不妊治療の中で最終手段との位置づけとなり，これ抜きで生殖医療は成り立たなくなったからである．

　体内受精に依存していた不妊治療に体外受精の原理が導入されたことの生殖医学的意義は，妊娠成立のプロセスのうち，受精と着床のステップが分離された結果，
　①体外受精の関連技術が派生し，生殖補助医療技術 assisted reproductive technology（ART）と総称される不妊治療体系が樹立されたこと
　②ヒトの生殖生物学に関する新知見がもたらされたこと
　③生殖医学・医療における生命倫理上の問題が期せずして提起されたこと
の3つに集約できる．

　生殖医学・医療は新しい人命の誕生に関する医学と医療であるので，原理上生命の発生に

第5章　生殖の生命倫理学

人為操作を加えるという意味で際どい医療となる．したがって，技術研究と生命倫理の両面でしっかりとした考え方，つまり倫理根拠や倫理哲学をもっておかなければならない．

なお，不妊症は個の生命を脅かすものではないので病気とはいえず，また治療対象にもならないとする考えもあるが，生殖医療の本質を理解していない立論である．理由は次項で触れるが，生殖医療は個の生命を対象とするのではなく，生命の誕生を対象とするのである．挙児希望は自己遺伝子の維持という本能に基づいた自然発生的な基本的人権に属し，当然治療の対象とすべきである．

2　倫理の原点と生殖医療の倫理特性

倫理とは「善の実現」を目指す実践哲学である．そして生殖医学・医療における善とは「新しい生命の誕生」にあると著者は考えている．

生殖医学・医療は人命の誕生に係わる医学であるから，通常の臨床医学とは異なった倫理的特性を持っていることにまず気付かなければならない．一般の臨床医学と生殖医学を比較（表5-1）してみるとよく分かる．一般臨床医学の目的が人命の保全であるのに対し，生殖医学は人命の誕生であるから，治療の対象が前者ではすでに存在する個人であるのに対し，後者では夫婦と生まれてくる子供を含む家族である．理念について考えると，一般臨床医学が人間の尊厳と人間の幸福であるのに対し，生殖医学は人間の尊厳と誕生の幸せであるといえる．

では，なぜ体外受精という手段を用いると倫理上の問題が起こるのか．それは生殖医学と医療が，すでに存在する個人を対象とするのではなく，生命の誕生そのものを対象とするという特性を内在的に持っているため，研究と診療上に必然的にジレンマが生じるからである．そのジレンマとは，医学的適応と倫理的妥当性との間のギャップである．例えば，非配偶者間のARTにおいては，配偶子の提供あるいは子宮の代用が前提となるが，精子や卵子を売買の対象としたり，代理懐胎契約によって膨大な対価を支払うとすれば，商業主義が入り込む余地がある．また，理想人間を作るためノーベル賞受賞学者の精子と美人女優の卵子を体

表5-1　生殖医学の倫理特性
－その医学的特性に由来する－

	一般臨床医学	生殖医学
目　的	人命の保全	人命の誕生
対　象	個　人	子ども　家族　人類
理　念	人間の尊厳	人間の尊厳
	人間の幸福	誕生の幸せ
倫理的妥当性	医学的適応と倫理的妥当性が合致	医学的適応と倫理的妥当性が必ずしも合致しない
生命観	絶対視　sanctity-of life view	相対観　quality-of-life view

外受精させ，得られた胚を妻に移植して理想とする子供を密かに造るとすれば，恐るべき優生思想が現実化する．このような人造人間の作成は，もはや医療とは言えず，人間の尊厳を著しく損なう自然の摂理への冒涜となる．このようなジレンマは体外受精に限らず体内受精でも起こりうる．例えば，多胎妊娠時の減胎手術いわゆる間引き手術である．4胎以上となると生まれてくる子供に明らかに障害の発生頻度が高まるし，そうでなくとも妊娠中に母体の周産期リスクが大きくなる．研究においても，受精の瞬間をもって生命の発生とすると，本来体外受精なる医療技術は生まれなかったであろうし，またその後の技術改良も出来なかったに違いない．これでは生殖医療・医学そのものが本来成り立たなくなる．そこで，生殖医学には一般の臨床医学とは異なった生命観の導入を考えざるを得ない．

3 生殖医療・医学における生命観－相対観の導入

現代の医学的生命観には，①絶対観 sanctity-of-life view（SOL）と②相対観 quality of life view（QOL）の2つがある．個を対象とする通常の治療医学においては，例えばターミナルケアではQOLが重視される傾向にあり，また臓器移植では本人の意志で脳死を死と認める生命の相対観が比重を増しているものの，基本的にはSOLに立っている．その倫理的根拠は，SOLに立てば個としての人間の尊厳と幸福が両立するからである．

これに対し，生殖医学・医療では絶対観に立った場合，配偶者間，非配偶者間のARTを問わずその倫理的特性に由来する倫理的矛盾に突き当たる．そして，臨床と研究の両面において倫理的根拠を失い，かなりの部分が実施不可能となる．このようなジレンマを二律背反としてではなく，人間の尊厳と幸福が社会に受け入れられる範囲で止揚することこそ，医科学の進歩を社会に還元する賢明な方策ではあるまいか．そのためには生殖医学・医療の実践の倫理根拠として生命の相対観を導入することであると著者は考えている．生命の相対観にその倫理的根拠を求めることで，実践的解決を計ることが可能となる．これは詭弁ではなく実践哲学である．相対観を導入しないで生殖医療の倫理問題を論ずると堂々巡りの議論が果てしなく続く．

4 生殖医学の倫理規範

生命の相対観に立つ場合，医学的適応はどこまで倫理的妥当性をもち得るのか．ARTの臨床と研究いずれにおいても一定の規範が必要である．QOLに従って許容範囲を無制限に広げると，クライアントの際限ない幸福追求の結果，胚の尊厳や出生児の人権が損なわれかねない．その倫理規範をどこに求めるのか．それは「生殖の尊厳」であると考えたい．

生殖の尊厳 reproductive dignity とはまだ確立した概念とは言えないが，生殖行為は人間の尊厳の属性であり，人間の尊厳に悖るような生殖行為は許されないという理念である．人間の尊厳は，人間に先験的 a priori に与えられた唯一無二の絶対価値であって，時空を越えた普遍的な倫理の根幹といえる．人間の尊厳とは，独立した個体性，自分自身であること

selfnessである．そして個体性は生物学的自己（アイデンティティ identity）と人格的自己（インディビデュアリティ individuality）より成る．だから生殖の尊厳は，アイデンティティとインディビデュアリティという二重の尊厳に係わると私は理解している．

　生殖の相対観を前提とした場合，生殖医療の実施においては，生殖の尊厳に照らして次の7項目の倫理規範を堅持すべきであると考えられる．すなわち医学的適応と倫理的妥当性の調和がとれていることの具体的な判断基準として，
　①有性生殖の原理に叶うこと
　②商業主義的利用をしないこと
　③優生学的乱用をしないこと
　④科学技術的に安全性が確立され，有効性が期待されること
　⑤出生児の尊厳が保障されること
　⑥胚や配偶子の尊厳が失われないこと
　⑦人類のアイデンティティが失われないこと
であると考えてよいであろう．

●●● B 生命倫理学の成立と発展

1　ギリシャ哲学にみる医の倫理

　倫理思想はおそらく人間が集団生活を始めたときから存在したであろうが，纏まった思想体系として今日に伝わっているのは，古代ギリシャ，中国，インドそれに日本古来のものなど膨大な知的，文化的遺産があり，われわれの日常生活のなかに沁み込んでいるものも多い．ここでは主としてルネッサンス以後の欧米に展開され，現代の生命倫理学に深く係わっている倫理思想について，簡単にその系譜を辿ってみることとする．

　生命倫理の語源がギリシャ語のビオス（bios 生命）とエトス（ethos 習慣）であるように，古代ギリシャにはすでに人間行為の倫理学があった．ヒポクラテスとアリストテレスの倫理学である．ヒポクラテス医学は極めて実践的で，自然治癒力を信じ徹底した観察に基づいた実証主義医学を築いた．そしてヒポクラテス倫理学は，その誓いにみられるように，とくに医の倫理学であって，ソクラテス学派の思弁的，形而上的な倫理思想を好まず，より現実的な誓いにわが心を委ね，主観主義的な医の倫理を打ち立てた．この倫理原理が第2次世界大戦後まで，医師の倫理規範として受け継がれてきた．しかし，パターナリズム paternalism 的倫理は，第二次大戦後は次第に後退し，現代の生命倫理学では影を潜めている．

　これに対し，アリストテレス倫理学は，医の倫理よりも人間倫理学である．プラトンは師のソクラテスから観念論を学び，さらに思惟を通してのみその実在を認識できるイデア論

idealism に達した．アリストテレスはギリシャ哲学の本流にいたのでプラトンの形而上学を身に付けていたが，ヒポクラテスの実証主義医学も自らの認識論的医学に取り入れ，自然科学的医学を体系化した．プラトンのイデア論では最高のイデアは善（アガトン）であると考えられたが，アリストテレスは最高の善は幸福（ユウダイモニア）であるとする徳目論を実践の知恵とした．この徳目論は現代の生命倫理学の中に生きている．

2　ヨーロッパ倫理思想の系譜（図5－1）

17世紀のイギリスの哲学者フランシス・ベーコンは，ギリシャの医聖ヒポクラテスの考えに近く，帰納的合理主義が真理を探究する王道と考え，経験論 empiricism を立てた．これに対し同時代のフランスでは，ルネ・デカルトが思惟する自我（心）と思惟の対象たる身体は別とする物心二元論の立場をとって，我のもつ a priori の理性によって真理の発見が可能とする合理論 rationalism を展開した．この考えは，ギリシャ形而上学の祖ソクラテスやアリストテレスの合理主義に相通ずるものがあり，むしろ演繹的合理主義を自然科学の方法として重視した．この二人の偉大な哲人兼自然科学者は，人間の知的認識力を神の呪縛から解放し，精神作用に基づいた合理的方法論によって，近代自然科学の躍進に果たした役割は計り知れない．しかし，実践倫理についてはほとんど言及していない．

ベーコンとデカルトを統合したのが18世紀のドイツ観念論の創始者イマヌエル・カントである．人間の認識能力を自然科学的事実の認識に関与する悟性 Verstnd と，形而上学的認識に関与する理性 Vernunft に分けた．このことによって因果律と思弁律を統合したカント

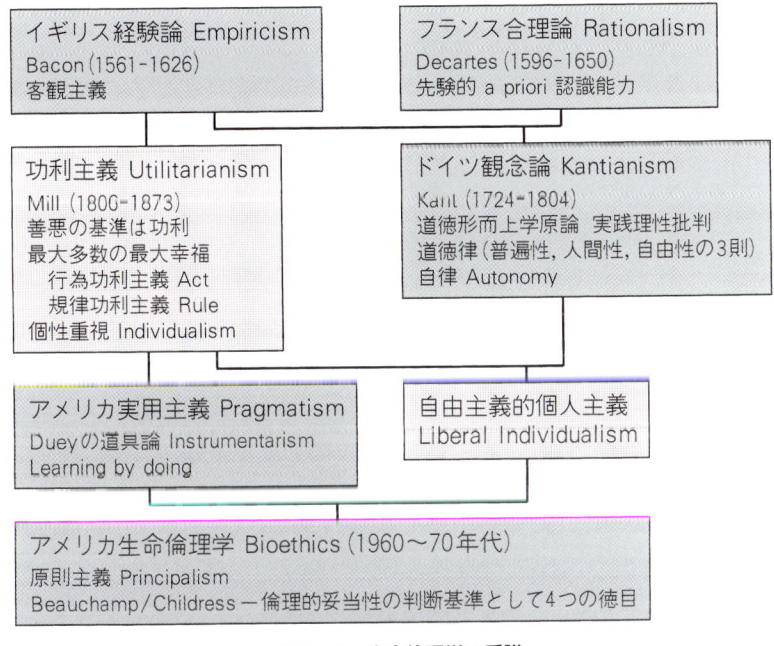

図5－1　生命倫理学の系譜

主義 Kantism と呼ばれる哲学体系を完成した．この思想体系は有名な批判三部作に収められているが，倫理に関しては「道徳形而上学原論 Grundlegung zur Metaphysik der Sitten」と「実践理性批判 Kritik der praktischen Verkunft」で論じられているという．

カント倫理学の中核をなすのは道徳律である．これは本来人間に先験的に備わっている実践理性で認識できるもので，定言命法 categorical imperative（なんら条件をつけずに成立する絶対的な倫理基準）によって次の3つの方式からなるという．いわば倫理の公理のようなものといえる．すなわち，
　①第一方式　普遍性の方式　行為の普遍的な妥当性
　②第二方式　人間性の方式　行為における人間性の尊重
　③第三方式　自律性の方式　行為における意志の自律
である．このうち最も重要な項目は人間の自律 autonomy あるいは自由 liberty であるとしている．

19世紀に入るとイギリスで経験論の影響の下に，ジェレミー・ベンサムとジョン・スチュワート・ミルが功利主義 utilitarianism を興した．これは結果の善し悪しによってその行為の倫理基準の良否を判定するという思想である．そして，ベンサムは行為の動機は快楽と苦痛であり，快楽は善，苦痛は悪とし，善悪の判断基準は功利であるとした．最大多数の最大幸福を求めるためには，個人の自由と個性の尊重が重要と位置づけた．この点がカントの自律と結び付いて倫理学における自由主義 liberalism の基盤となった．

3　アメリカ生命倫理学

功利主義がアメリカに渡ると実用主義 pragmatism へと転身していった．この思潮は南北戦争後の1870年代に台頭し，チールス・サンダース・パスとウイリアム・ジェイムスによって唱えられ，道具主義 instrumentalism で知られるジョン・デューイによって完成した．善悪の判断は実用的価値によって決まるとする単純，明快な考えで，経験を通してのみ価値判断ができるとする点でイギリス経験論の流れを受け継いでいる．この実用主義は，産業革命後のアメリカ資本主義と科学技術の急速な発展の思想上の拠りどころとなった．

しかし，生命に関する倫理学が勃興してきたのは，第二次大戦におけるナチスの捕虜殺戮や人体実験に医師が積極的に加担したことに対する反省から，1947年のニュールンベルグ綱領や，1964年の世界医学会議で採択されたヘルシンキ宣言が，医の倫理を世界的に喚起する切っ掛けとなった．アメリカでは人種差別が社会問題化しており，人々の人権意識も高まってきた．こうした背景の中で，New England Journal of Medicine に掲載されたハーバード大学ビーチャー教授の告発論文「倫理と臨床研究」が医療倫理の在り方に衝撃を与えた．非倫理的な医学実験の具体例をあばいたのである．それまでの医師のパターナリズム（温情的父権主義）に対する不信が一気に爆発して医療訴訟が急増した．これに対する対策としても，医療の現場が実践的な倫理基準の策定を必要としていた．

これに応えるために出現したのがアメリカ生命倫理学 bioethics で，1960-70 年代にビーチャムとチルドレスによって提唱されたと言われる．20世紀後半に驚異的な発展を遂げた生命科学や医療技術がさまざまな倫理問題を提起する中で，プラグマチズムと自由主義的個人主義の根づいたアメリカの辿り着いた方式は原則主義 principalism であった．これはいわば徳理論であって，いくつかの徳目に照らして行為の倫理的妥当性を判断するものである．例えば，ビーチャムとチルドレスが設定した徳目として，
　①自律性の尊重 autonomy
　②福利 beneficence
　③正義 justice と公平 fairness
　④無加害 nonmalficience
が挙げられる．この方式は分かりやすく実践的かつ現実的で，わが国の医療現場にも急速に浸透している．

4　現代の生命倫理学　Modern Bioethics

生命倫理学とは狭義には医の倫理，広義には生物の生命を対象とする倫理学といえる．前世紀後半に躍進した生命科学は言うに及ばず，人間が造り出した科学文明が人間と人間生活そのものを大きく変えようとしている現状である．そこで現代の生命倫理学は，医学・医療だけでなく人間を取り巻く環境，自然，人間生活などに係わる科学の倫理的あり方に関する網羅的な人間学との色彩を強めている．つまり人間学 anthropology, humantics の一部を構成する学問領域と理解した方がよい．

倫理とは善を実現する実践哲学であると前に述べた．時空を超えた普遍的倫理はあり得ないことは誰しも認めるところである．時代と社会によって大きく異なり，時には正反対のことさえある．エトスが習慣を意味するものであることから考えても，倫理は多様で相対的である．そもそも倫理学は科学ではなく実践的知恵 practical wisdom であるといわれる所以である．しかし，反面普遍性をもった倫理もある．個別性と普遍性が共存した倫理を学問として構築していくためには，哲学思想と実践技術の両方が必要ではなかろうか．現代の生命倫理学はそれを求めているように思える．

洋の東西を通して「徳」は最も原始的な倫理であったに違いない．徳とは善を求める魂(精神性，心)の状態つまり心の美であると考えられる．であるから徳は多様多彩な表現型をとる．中国春秋時代の儒教 confuciasm では，孔子の仁，孟子の義の教えが，また道教 taoism では老子，荘子の無為の教えが現代の日本の社会と日本人の心に生きている．19世紀にアメリカで武士道精神を説いた新渡戸稲造は，日本固有の精神美として智・仁・勇をあげ，日本が西欧文明化しても日本人はこれを失うことはないだろうといっている．ソクラテスは善(アガトン)は人間の行為の目標であり，究極の善は徳(アレテー)であるというイデア論に達した．アリストテレスはソクラテスの孫弟子に当たるが，最高の善は幸福(ユウダイモニア)であると考え，善を実践の知恵とした．ヒポクラテスは思弁的な徳倫理を嫌い，より現

第5章　生殖の生命倫理学

実的な誓いにわが心を委ね，主観的な医の倫理を打ち立てたことはすでに述べた．

　徳理論と並んで生命倫理学の枠組みの中には権利論がモザイクのように組み込まれている．いってみれば，性善説と性悪説のモザイクである．これも生命倫理学が人間学的側面を持っているためだろう．権利論は自律の尊重に見られるように，カント倫理学の枢軸であるが，戦争や人種差別，民権運動や女性子供などの弱者救済などの歴史的教訓を経て，広く社会に認識されてきた．したがって現代の生命倫理学では，徳目を設けて医療行為の倫理的妥当性を判断するというアメリカ生命倫理学の手法，つまり原則主義 principilism をとることが多いが，徳目の中に患者の権利条項が必ず含まれている．この徳目には，青木矩彦教授によれば，

①無加害 nonmalevolence　　②慈　愛 benevolence　　③尊　敬 respectfullness
④公　平 fairness　　⑤守　秘 confidentiality　　⑥共　感 sympayhy

などがよく挙げられるという．

　このような生命倫理学的手法は，個の生命を対象とする一般臨床医学では効力を発揮するであろう．しかし，新しい生命の誕生に係わる生殖医療の生命倫理において，倫理的妥当性の判断が果たして間違いなく行われるのだろうか．それは取りも直さず，生殖医療が個だけでなく家族の，そして生まれてくる子の医療であるからではないだろうか．こう考えてくると生殖の生命倫理は現代生命倫理学に取り残されたジャンルであるように思える．

●●● C　ヒト胚研究の生命倫理

1　ヒト受精胚の倫理認識（表5-2）

　生殖医学研究の倫理を論ずるには，生殖細胞の生物学的特性をまず認識しておかなければならない．生殖細胞は2つの点で体細胞とは異なっている．1つは生命の新生に関与する細胞であること，もう1つは生命の永続を担当する細胞であることである．

　総合科学技術会議・生命倫理専門調査会の中間報告「ヒト胚の取扱いに関する基本的考え方」（平成15年12月）では，胚を「人の生命の萌芽」とする考え方が提示されている．けだし，人間の尊厳を生命倫理の基本とするとの考えから導かれた表現として，実体を如実に象徴し適切である．「生命の萌芽」との倫理認識に止めたのは，生命体として胎児や体外生活可能な新生児と生物学的に必ずしも同格でないとの意味が含まれているとも解釈される．

　専門調査会としての最終見解は示されていない．中間報告として，"ヒト胚は人格をもつ「人」でなく，単なる「モノ」でもない中間的存在として位置付けざるを得ない．これを「人の生命の萌芽」と呼ぶことにするが，その概念自体は，ヒト胚の取り扱いは「モノ」に対す

表5-2 ヒト胚の倫理認識-ヒト受精胚と人クローン胚
(総合科学技術会議・生命倫理専門調査会/平成15年12月 中間報告)

> ヒト受精胚
>   倫理的位置づけ:人の生命の萌芽
>   ヒトそのものではないとしても,人間の尊厳(人はそれぞれ個人として固有の価値を有し尊重される)という根本理念から尊重されるべき存在であると同時に,人間の尊厳に由来する要請に応えるべき
> 人クローン胚
>   倫理的位置づけ:ヒト受精胚と同じ 準ずる 同じでない という三通りの考え方
>   ・作成過程はヒト受精胚と異なるが,母体へ移植すれば人となる可能性
>   ・大勢は人クローン胚の作成・利用についてヒト受精胚と同等の保護
>   私見:人クローン胚は生命体であるが,有性生殖の摂理に反するので2通りの取り扱い区分を設ける.治療目的クローン胚は生命の萌芽とし,研究目的クローン胚は生命の萌芽とは見做さない.

るのと同じであってはならない,しかし[人]と同一であるべきでもないということ以上に何を意味するかは不明確である"と極めて慎重な表現をしている.

2 研究対象としての前胚 preembryo

発生学的に胚とは多細胞生物の個体発生の初期と定義されている.医学的には妊娠8週末までを胚子,9週から出生までを胎児といわれる(日本産科婦人科学会用語集では,妊娠8週未満は胎芽,以後を胎児と呼んでいる).イギリスやアメリカなどでは個体形成に与る臓器の分化が始まっていない状態として,原始線条 primitive streak の出現までの段階の胚を前胚 preembryo と呼んで,以降の段階の胚 embryo と区別することもある.

生命の始まりは,胚の倫理認識のあり方にとって重要であるが,議論の決着はまだついていない.配偶子は独立した生命体とはいえないものの,受精すれば2倍体の胚となり,胚は着床すれば個体に発育しうる潜在能力を持っている.連続した生殖プロセスの中で,生命発生の時点を特定することは生物学的に困難であるとの考え方には,ゲノム学的根拠もあるが,受精の瞬間をもって生命の始まりとする考え方にも2倍体になる瞬間という発生学的根拠がある.しかし,現実に胚を観察すると,自然に命の息吹を実感する.受精の瞬間をもって生命の始まりとする考え方には感覚的には共感できる.

この考えを前提にしたとき胚に対する倫理認識をどのように持つべきか.「胚は生命の萌芽」であるとの基本認識に立てば,ヒト受精胚を研究対象とすることは生命を絶つことにほかならないので,胚の尊厳を冒すことはおろか,人の生命の抹殺にも繋がることになる.一方,胚を用いた研究がなければ体外受精法も生まれなかっただろうし,その後の生殖医学の進歩もありえなかったに違いない.

このジレンマをどう論理的かつ倫理的に解決したらよいのか.

胚は生命の萌芽であり，単なる細胞の集合塊とは異なった生命体ではあるが，自己同一性をもった個体性は何時から確立するのか．もしこの時点がわかれば，胚の生物学的特性に基づいた倫理認識が可能となる．原始線条形成までの前胚では3胚葉構造がまだ完成していないので，発生学的に自己同一性を持った生命体と見なすことはできない．そこで，前胚つまり受精後14日までの胚は研究対象として許されるとの考えが台頭してきた．この考えは日本産婦人科学会を含めて，主要国の学術団体で受け入れられている．

このような発生学的解釈のほか，胚の尊厳という観点からも考えてみなければならない．胚の尊厳は生殖の尊厳の構成要素のひとつとして，ヒト体外受精学，生殖補助医療の実践に重要である．その胚の尊厳は人間の尊厳を基本として成り立っているので，人間の尊厳が優先される．したがって，人間の尊厳に由来あるいはそれを目的とするための胚研究は許されてよいと考えられる．

3．ヒト受精胚の法規定

わが国の現行法には胎児についての法規定はあるが，ヒト受精胚に関する特段の法規定はない．胎児条項を準用または拡大解釈するしかない．諸外国では生殖医療と生殖医学研究に関する法的あるいはガイドラインによる規制が敷かれている国も多い（表5-3）．

胎児は，堕胎罪によって，出生後の人と同程度ではないが刑法上の保護対象となっている．一方，母体保護法では，「妊娠の継続又は分娩が身体的又は経済的理由により母体の健康を著しく害するおそれのある者等に対してのみ，母体保護法指定医が，本人及び配偶者の同意を得て，人工妊娠中絶を行うことができる」とされており，許される期間は22週未満と通達により定められている．また民法では，胎児は生きて生まれたときには，その不法行為の損害賠償請求権（民法721条），相続権（民法886条）等については，胎児であった段階に遡及して取得することとされている．

ヒト胚の法的地位についての公式見解は，2章で触れたように，国会での質疑のなかで法務省民事局参事官が答弁している．民法868条の立法趣旨から，受精卵が着床して無事出産に至れば，遡及的に受精の時から胎児と同じ相続能力を認めるとの解釈があり得るという．まだ実定法とはなっていないが，胚保護の観点から歓迎すべきである．

4．ヒト受精胚研究の生命倫理

ヒト受精胚は人命の萌芽という倫理認識に則って，ヒト受精胚に対しては「胚の尊厳」という倫理価値が与えられなければならない．「胚の尊厳」は生殖補助医療の実施において，「生命の相対観」や「個体性の尊厳」とともに「生殖の尊厳」の重要な構成要素となる．ヒト受精胚を対象とする研究は，本章のはじめに述べたように，生殖の尊厳に悖るような取り扱いは許されない．胚の尊厳とは，胚がもっている固有のそして絶対的な倫理価値であって，

C. ヒト胚研究の生命倫理

表5-3　主要先進国における生命倫理に関する規制の状況

（総合科学技術会議／文部科学省／平成15年12月）

フランス	生命倫理法（平成6年）
クローン技術：	×法律の解釈でクローン胚および個体の産生を禁止（明示的に禁止する法改正案を議会に提出）.
	×ドイツと共同でクローン人間産生禁止の国際条約の策定を国連に提案.
ES細胞：	×観察以外のヒト胚研究を禁止.
	△ヒトES細胞樹立を可能とする法改正案を議会に提出.
イギリス	ヒト受精・胚研究法（平成2年）
クローン技術：	△クローン胚を含め，研究目的によるヒト胚の作成やヒト胚の研究利用については，目的を限定した許可制．無許可での胚の作成，保存，使用は禁止.
ES細胞：	○法によりヒト胚研究は許可制（ヒト胚の研究利用が可能とされており，ES細胞樹立も可能）.
ドイツ	胚保護法（平成2年）
クローン技術：	×クローン胚の作成およびクローン人間の産生を法律で明示的に禁止.
	×フランスと共同でクローン人間産生禁止の国際条約の策定を国連に提案.
ES細胞：	×法によりヒト胚研究はすべて禁止.
アメリカ	大統領令（平成9年）
クローン技術：	×大統領令により，クローン人間産生に関連する研究には公的助成を認めない.
	（×）平成13年7月，下院でのクローン人間産生禁止法案可決（上院での議論は来会期に持ち越し）
ES細胞：	△平成13年8月，大統領がヒトES細胞の使用研究に公的助成を認める方針を発表．（樹立は認めない）
カナダ	保健相令（平成7年）
クローン技術：	×クローン胚の作成を禁止.
	×平成13年5月，クローン人間産生禁止などを内容とする法案を議会に提出.
ES細胞：	△ヒトES細胞の樹立を一部認める法案を検討中.
イタリア	
クローン技術：	欧州評議会「生物医学条約クローン禁止追加議定書」に署名．批准はしていない．平成14年12月31日まで生殖医療の規制を含む行政令である保健・衛生省令を施行．効力は延期はしない.
日本	クローン技術規制法（平成12年）
クローン技術：	×法によりクローン人間の産生を禁止.
	×人クローン胚などの特定胚の研究は法に基づく指針により規制.
ES細胞：	○ヒトES細胞の樹立および使用を厳しい条件下で認める指針を策定.

○：容認，△：一部容認，×：禁止

本来，研究のために損われることがあってはならない．

　ARTの現場では，ヒト受精胚のうち治療に使われる移植目的胚のほか，妊娠・出産に成功した後未だ移植されずに残っている胚，いわゆる余剰胚 spare embryo がある．余剰胚という用語は，胚や生殖の尊厳という見地からは好ましいものではなく，本来はすべて移植目的に作られた胚であるから余剰胚は存在しないはずである．未移植胚と呼ぶか，研究のため提供することを夫婦が認めた時点で，研究目的胚に切り替えるべきである．命名はともかく，移植目的胚と研究目的胚を峻別し，研究目的のためのヒト受精胚を確保しておくことは許されてよい．その倫理根拠は，胚と生殖の尊厳は人間の尊厳の上に成り立つものであり，生殖

表5-4 ヒト胚とES細胞の取り扱いに対する主要国の対応
(総合科学技術会議・生命倫理専門調査会／ヒト胚中間報告／2003年12月)

	規　制	ヒト受精胚	人クローン胚	ヒトES細胞
イギリス	ヒト受精・胚研究(1990)	○	△ 貴族院で許可を決議	○
フランス	生命倫理法 移植生殖法(1994)	○ 観察研究 △ 余剰胚研究許可を審議中	×	△ 樹立許可を審議中
ドイツ	胚保護法(1990)	×	×	△ 幹細胞法(2002)で輸入と使用
アメリカ	国家生命倫理諮問委員会(NBAC) NIHの行政指針	○	△ 大統領モラトリアムで4年間禁止	○ NBAC, NIHとも公的研究費を支出
韓　国	人クローン禁止法(準備中)	○ 余剰胚	△ 国家生命倫理委員会で審議中	△ 国家生命倫理委員会で審議中

　医療における善は，新しい人命の誕生が夫婦と子にもたらす幸福であるからである．この点については，かつて朝日新聞の取材に応じたときにも所信を述べた通りである．

　この際，問題となるのは婚姻関係にない男女から精子と卵子を提供して貰って，研究目的に胚を作ることの是非である．研究目的としては，生殖医学研究，再生医学研究，ES細胞研究などが挙げられる．いずれも質の良い胚であることが望ましい．胚移植には質の高い胚から選ばれるのが現場の現実で，いわゆる余剰胚には良好胚の含まれる確度は低い．提供される非移植胚の数が少なく質も期待されないなら，第三者の配偶子を研究目的に一定の条件を課して作成を認可してもよいのではないか．その倫理根拠は先に述べた通り，胚の尊厳は人間の尊厳を基盤とするものであり，病気を治したり(再生医学)，子を造ったり(生殖医学)するための研究活動は人間の尊厳を高めることになるからである．

　日本産科婦人科学会は，昭和60年3月の会告「ヒト精子・卵子・受精卵を取り扱う研究に関する見解」の中で，「非配偶者間における受精現象に関する研究は，その目的を説明し，充分な理解を得た上で，これを行う」と条件付き是認としている．また，余剰胚が極めて限られていることから，英国HFEAでは研究用胚の作成も一定条件下に認める方向で検討中とのことである(表5-4)．

D 人クローン胚と特定胚の研究

1 クローン羊誕生の意味するもの

1997年2月,体細胞クローン羊の誕生は二つの意味で全世界に衝撃を与えた.一つは,クローン人間産生に対する恐怖が全世界を震撼させたことである.刺激的なマスコミ報道によって人々は今にでも独裁者のコピーが生まれて来るかのような錯覚に襲われ慄いた.もうひとつは,それまでの発生生物学の概念を根底から揺るがしたことである.カエルの腸細胞を使ったクローン動物はすでに報告された事実ではあったが,哺乳動物でも可能となると,一気にヒトへの応用が現実味をおびてくる.それは体外受精動物で可能な生殖現象は,原則として体内受精動物でも再現できることをARTの歴史が教えているからである.

早速デンバーサミットではクローン人間の作製禁止を宣言し,各国は法的規制を急ぎはじめた.本邦でも平成12年12月「ヒトに関するクローン技術等の規制に関する法律」(いわゆるクローン技術規制法)が制定され,平成13年6月に施行された.この法律に基づいて,ヒトES細胞の樹立および使用に関する指針(いわゆるヒトES細胞指針/平成13年9月)と特定胚の取り扱いに関する指針(いわゆる特定胚指針/平成13年12月)が策定され,ヒト受精胚とES細胞研究の枠組みが決められている(図5-2).

2 クローン技術規制法と特定胚指針

ヒトの尊厳に係わる胚の取り扱いを定めたクローン技術規制法では,ヒトの要素を含む胚

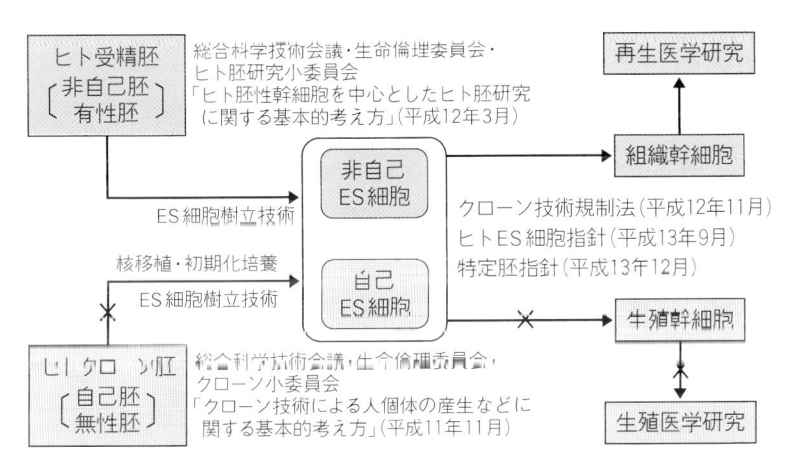

図5-2 ヒト胚とES細胞研究の枠組み
(総合科学技術会議/文部科学省/平成13年12月現在)

第5章 生殖の生命倫理学

表5-5 特定胚の種類と形質
(クローン技術規制法／平成12年12月，特定胚指針／平成13年12月)

胚の性質	胚の名称	胚の特徴	胚の研究の有用性	胚の取り扱い
無性生殖により特定の人と同一の遺伝子構造を有する人になる胚	人クローン胚	すでに存在している人の体細胞からの核移植によって作られる胚(いわゆるクローン人間の産生につながる胚)	免疫拒絶反応のない移植医療・細胞治療に関する研究など	・人または動物の母胎への移植は，法律により禁止 ・法律に基づく指針により，適正な胚の取り扱いを確保
ヒトの種としてのアイデンティティを脅かす個体になる恐れがある胚	ヒト動物交雑胚	ヒトの精子と動物の卵子(またはその逆の組み合わせ)の間での受精によって作られる胚(ヒトと動物のハイブリッド胚)	(当面は想定されない)	
	ヒト性集合胚	ヒトの胚と動物の胚・細胞が集合して一体となった胚(ヒトと動物のキメラ胚)	(当面は想定されない)	
	ヒト性融合胚	ヒトの細胞の核を動物の卵に入れてできる胚	免疫拒絶反応のない移植医療・細胞治療に関する研究など	
有性生殖による一卵性多児の人工的な産生が可能となる胚など	ヒト胚分割胚	ヒトの初期の胚を分割した胚(人為的な一卵性多児)	可能性あり(不妊治療研究など)	・人または動物の母胎への移植は，指針により禁止 ・法律に基づく指針により，適正な胚の取り扱いを確保
	ヒト胚核移植胚	ヒトの初期の胚からの核移植によって作られる胚(人為的な一卵性多児)	ミトコンドリア異常症の予防・治療に関する研究など	
	ヒト集合胚	ヒトの細胞とヒトの胚を融合させて一体とした胚(ヒトとヒトのキメラ胚)	可能性あり(初期胚の段階における細胞治療に関する研究など)	
一部のヒトの要素を持つ動物になる胚	動物性集合胚	ヒトの細胞が動物の胚と集合して一体となった胚(動物とヒトのキメラ胚)	動物体内での移植用臓器の作成研究など	
	動物性融合胚	動物の細胞の核をヒトの卵に入れてできる胚	(当面は想定されない)	

を「ヒト胚」と定義し，「ヒト受精胚」以外のヒト胚で核移植やキメラ技術などのクローン技術を使って作成が可能なヒト胚を，系統的かつ網羅的に想定した上で，「特定胚」(法律用語であって生物学的用語ではない)と指定，この法律の規制対象としている．「特定胚」には9種類の胚が属し(表5-5)，そのうち，人クローン胚，ヒト動物交雑胚，ヒト性融合胚，ヒト性集合胚を人または動物の胎内に移植することを，刑罰を以って禁止している(3年以下の懲役もしくは1千万円以下の罰金，または両者の併科)．

「ヒト動物交雑胚」とは，ヒト生殖細胞と動物の生殖細胞を受精させて作成する胚またはこれをヒトまたは動物の除核卵と融合させることにより生ずる胚である．このような胚はヒトと動物の雑種個体に成長する可能性は否定できない．「ヒト性融合胚」とは，ヒト由来の核と動物由来の細胞質を有し，かつ胚のすべての細胞の遺伝子構成が同一である胚，およびそのような胚またはそのような胚の胚性細胞をヒトの除核卵と融合させることにより生じる

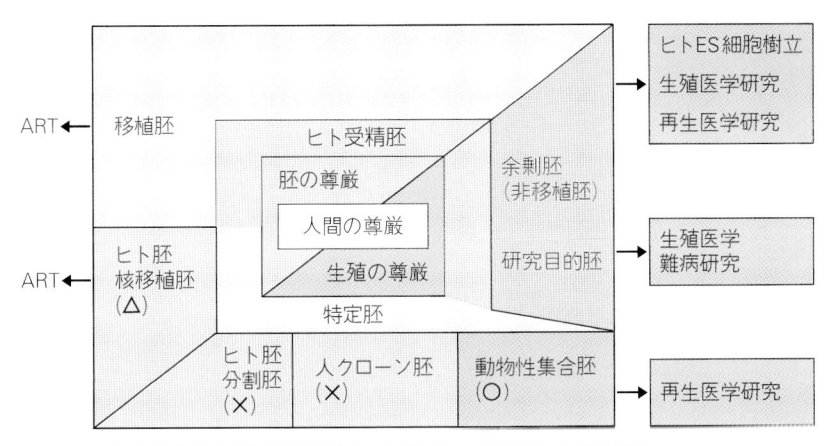

図5-3 ヒト胚の目的別取り扱い区分
―生命倫理専門委員会資料に基づいて著者が作成―

胚である．このような胚はヒトの遺伝形質を持ちながら動物の細胞質を有する個体に成長する可能性がある．「ヒト性集合胚」は，ヒト胚に加えて動物の構成要素を含む集合胚である．

クローン技術規制法に基づいて，文部科学省は総合科学技術会議の答申を受け，「特定胚の取り扱いに関する指針」（平成13年11月）（いわゆる特定胚指針）を定め，再生医療に役立つ研究として動物性集合胚の1種類に限って作製を許可した．治療目的胚，研究目的胚，特定胚を人間の尊厳，生殖の尊厳および胚の尊厳に照らして分類した区分図を図5-3に示してある．

3 人クローン胚

人クローン胚は，移植する核の由来によって体細胞性と胚細胞性に分かれる．クローン技術規制法では「人クローン胚」とは「ヒトの体細胞であって核を有するものがヒト除核卵と融合することにより生ずる胚（当該胚が一回以上分割されることにより順次生ずるそれぞれの胚を含む）」と定義されている．したがって，いわゆる体細胞クローン胚を指している．この場合「除核卵」には，未受精卵だけでなく受精卵も含まれる．

体細胞クローン胚のほか，胚細胞核の移植によって生ずるクローン胚もクローン技術規制法の対象となる．これがいわゆる受精卵クローンで，「ヒト胚分割胚」と「ヒト胚核移植胚」の2種類があることは第4章で述べた（図4-4参照）．ヒト胚分割胚とは，「ヒト受精胚またはヒト胚核移植胚が人の体外において分割されることにより生ずる胚」，ヒト胚核移植胚とは「一の細胞であるヒト受精胚もしくはヒト胚分割胚またはヒト受精胚，ヒト分割胚もしくはヒト集合胚の胚性細胞であって，核を有するものがヒト除核卵と融合することにより生ずる胚」と定義されている．

これら2種の胚性人クローン胚作成の禁止は，生殖医療の現場にどのような影響をもたらすのか．厚生労働省・生殖補助医療部会の答申「精子・卵子・胚の提供等による生殖補助医療制度の整備に関する報告書」（平成15年4月）によれば，卵子提供の指針も盛り込まれている．加齢不妊に喘ぐ多くの患者にとって，若い卵細胞質の提供は福音となる．とくにヒト胚核移植胚は検討に値する．卵子提供が可能になれば，上記の胚の使用が有効な治療手段となる可能性は，日本不妊学会倫理委員会報告「クローン技術の生殖補助医療への応用に関する検討」（平成13年6月）で指摘されている．2種の胚細胞性人クローン胚のうち，ヒト胚核移植胚のほうが臨床的有用性は高いと考えられる．ただし，核移植技術と未受精卵の提供が可能となるなら，自己卵核移植や自己体細胞核移植による自己配偶子作成と比べて，いずれが生殖医療として有効かの検討も必要であろう．

　人クローン胚の倫理認識について，生命倫理調査会の中間報告（平成15年12月）によれば，ヒト受精胚と同じ，準ずる，同じでないとする三通りの考え方が示され，大勢は人クローン胚の作成・利用について，ヒト受精胚と同等の保護が必要とのことである（表5-2）．しかし，人クローン胚とヒト受精胚の倫理認識は，その生物学的遺伝子構成の違いのため，本質的に異なっていると著者は考えている．人クローン胚とヒト受精胚とは，2倍体という意味では生物学的に同格であるが，生殖の尊厳という倫理認識からは同格とはいえない．ヒト受精胚は有性胚であるが人クローン胚は無性生殖胚であるので，生殖の尊厳に照らして「生命の萌芽」との位置づけはできない（表5-2）．

　クローン人間の作成は人間の尊厳を侵し，人間が人間存在そのものを否定する行為であるからこそ法律で禁止されている．クローン胚に，限定的にせよ「生命の萌芽」としての倫理的価値を与えることは，クローン人間の産生を認めることにつながり，クローン技術規制法の立法趣旨にもとる．ここに論理の矛盾がある．そこで私見としては，クローン胚を治療用と研究用に区分し，治療目的クローン胚には生命の萌芽として扱い，研究目的クローン胚には生命の萌芽としての倫理価値は認めない．

　人クローン胚を用いた再生医学研究の価値は，いうまでもなく細胞や臓器の複製と移植にある．この場合，非自己のものは免疫拒絶を受けるので，拒絶を受けない自己由来の細胞や臓器が望ましい．夫婦間の受精胚からでも，より拒絶を受けにくい組織の作成は可能であろうが，理想的には自己のクローン胚が最良であるし，医療としても実現性が高い．イギリスでは人クローン胚の作成を認める方向に動いているという（表5-3）．

　生殖医学研究に自己クローン胚が活用できれば，直接にまたは自己ES細胞を経由して，自己の生殖幹細胞を分化誘導する研究の展開が期待できる．生殖医学研究に関する限り，自己生殖幹細胞が作成できなければ意味がない．ただし，本邦で認めるとすると，生命倫理専門調査会の報告にもあるように，公的審査機関を始めとする制度の整備が先決である．

E 胚性幹（ES）細胞と胚性生殖（EG）細胞の研究

1 生殖医学研究に関する規制

　体外受精の臨床応用がきっかけとなって，ヒト配偶子や胚を対象とした研究は，予期した以上の広がりとスピードで展開してきた．標準体外受精から出発してARTの治療体系の拡充に向かっての研究が世界的に展開されたが，規制内容と方法は国によって異なる．1990年にイギリスでヒト受精・胚研究法 Human Fertilization and Embryology Act，ドイツで胚保護法 Embryonenschuetzgesetz が成立したのを皮切りに，1996年頃までにはヨーロッパの主要国では，ARTの臨床並びに胚や配偶子を対象とした研究に対する規制が設けられた（表5-3）．

　次の段階では，クローン羊の誕生とヒトES細胞の樹立がきっかけとなって，クローン人間の作成禁止という線では足並みを揃えた．しかし，生殖医学研究よりも再生医学研究が目前の目標となっているので，ヒトES細胞の樹立という線では必ずしも一致せず，特許との絡みもあってむしろ厳しい国際競争が展開されて今日に至っている．

　本邦では，日本産科婦人科学会の「ヒト精子・卵子・受精卵を取り扱う研究に関する見解」（昭和60年3月／平成14年1月改正）によって，①生殖医学発展のための基礎的研究，②不妊症の診断治療の進歩に貢献する目的のための研究に限定されてきた（表2-2参照）

　平成16年6月24日の新聞報道によれば，生命倫理調査会は人クローン胚の作成を認める決定をしたとのことである．クローン胚研究は再生医学研究の進展を見極めながら，次のステップとして自己クローン胚研究に移行することが予想されるので，わが国もそれに備えなければならない．その意味では，この判断は歓迎できる．

　しかし，クローン胚研究を再生医学研究のみに限定するとすれば，生殖医学研究のなかでもクローン胚やES細胞を経由する生殖エンジニアリング研究への途は全く閉ざされてしまう．慎重であるべきではあるが，判断を誤ってはならない．

2 胚性幹（ES）と胚性生殖（EG）細胞研究の枠組みと意義

　クローン羊の誕生とヒトES細胞の樹立が再生医学や生殖医学に新しい突破口を開いたことはすでに述べた．このクローン技術とES細胞技術をどのような枠組みで再生医学と生殖医学の研究に活用できるかを図5-2に示してある．

第5章　生殖の生命倫理学

　ヒト受精胚(非自己胚，有性胚)を出発点として，非自己ES細胞を作成し，この全能細胞から色々の組織幹細胞への分化誘導が可能となった．現在では神経，心筋，肝，骨，血液細胞など多くの組織細胞が作成され，細胞療法が緒についてきた．すなわちES細胞は再生医学・医療の要となり得ることが明らかにされたのである．ES細胞指針ではこの一連の再生医学研究が可能となる枠組みを定めている．クローン技術を使わなくとも，さしあたりヒト受精胚（余剰胚）を使って研究は可能である．

　生殖医学研究という観点からは，①自己あるいは夫婦という制約があること，②生殖幹細胞ともいえるEG細胞への分化誘導には，クローン胚（自己あるいは夫婦受精胚の）を経由しなければまず不可能，などの点から考えて再生医学研究より困難が伴うと予想される．目下考えられる原理は，夫婦の受精胚か自己体細胞を出発点として，夫婦クローン胚か自己体細胞クローン胚を作成，これからそれぞれのES細胞を経由あるいは直接生殖幹細胞に分化誘導することである．これらはいずれも人クローン胚を経由するので，禁止されている．このようにクローン胚技術とES細胞技術が結び付くと，生殖医療に新しい展望を拓く可能性はあるが，技術的には未知数である．現在，動物実験レベルで，ヒトへの応用の可能性を探る研究が進行中である．

3　ES/EG 細胞の倫理認識

　ESでもEGでも，その由来は非移植胚（いわゆる余剰胚）か人クローン胚である．ヒト受精胚は生命の萌芽であるが，すでに述べた通り人クローンは無性胚であるので，研究目的クローン胚はヒト受精胚とは異なり「人命の萌芽」とは見なし難い．由来の如何にかかわらず，再生医学では組織幹細胞に，生殖医学では生殖幹細胞に分化誘導するのであるから，これらの目的に使う限り倫理的には受け入れられるのではなかろうか．

　倫理認識としては，ES細胞はヒト遺伝子を持った全能細胞であることから，ヒトゲノムの原型の担体という倫理認識が必要である．この意味で，生命倫理上極めて慎重な取り扱いが求められるので，その作成には然るべき公的審査と許可が必要であることは言うまでもない．

　なお，用語の問題について触れておきたい．生殖幹細胞 germline stemm (GS) cell は，その由来から胚性と体細胞性とに区別される．現在，呼称の統一はされていないようであるが，本書では由来やES経由の如何にかかわらず，細胞の特性から生殖幹(GS)細胞あるいはEG細胞と呼んで区別していない．

●●● F　生殖エンジニアリングの生命倫理

1　生殖エンジニアリング（生殖工学）　Reproductive Engineering とは

　生殖エンジニアリングの技術面については第4章で述べた．生殖エンジニアリングとの用語はほとんど用いられていないので，耳慣れないばかりでなく生殖クローニング reproductive cloningと紛らわしいので混同されないよう概念を明確にしておく必要がある．ドリーの誕生とヒトES細胞の樹立は，分化した体細胞を用いて配偶子の形成が理論的には可能であることが分かった．これが契機となり，その手法を生殖医療に応用する研究が始まった．生殖エンジニアリングでは，ゲノムの半数化を目標としているので生殖クローニングとは全く異なる技術である．

　生殖エンジニアリングの目的は卵子の若返りと配偶子作成で，対象とするのは，ヒト配偶子，ヒト胚細胞核と体細胞核および卵細胞質（ミトコンドリア）である．クローン技術規制法では，特定胚のうちヒト受精胚から作成できる「ヒト胚分割胚」と「ヒト胚核移植胚」の何れも胎内への移植を禁止している．

　生殖エンジニアリングでは，原理上ES細胞を経由する場合としない場合とがあるが，経由する場合には，自己体細胞クローン胚や自己ES細胞の作成が許されないと自己の配偶子が得られないので意味がない．

2　配偶子に対する倫理認識（表5-6）

　生命倫理専門調査会の中間報告では，前述のごとく受精胚に対し「生命の萌芽」との位置づけをしているが，配偶子に対する倫理認識については言及していない．生殖エンジニアリ

表5-6　生殖エンジニアリングの生命倫理

配偶子の倫理的位置づけ：人の命の源
生殖医学的意味
①個体発生上の意味
新しいゲノム構成の個体を創出する生命の源→ヒトゲノムの多様性
②系統発生上の意味
人類のゲノムを子に伝える生命の源→ヒトゲノムの安定性
配偶子取り扱いの倫理規範
ヒトゲノムの尊厳→人間の尊厳保持のため生殖エンジニアリングは許される
・ミトコンドリア病の予防と治療のためのミトコンドリアDNAの操作
・遺伝性疾患の回避のための着床前診断
・不妊症，不育症治療のための着床前診断

ングでは配偶子そのものを対象とするので，配偶子の倫理認識も明確にしておかねばならない．

　胚が「人命の萌芽」であるなら，配偶子は「人命の源」と著者は考えたい．配偶子のなかには約30万年前にホモサピエンスが地球上に誕生してから現在に至るまで，系統発生的に獲得した遺伝情報が蓄積し，封じ込められている．ここに配偶子がもつ生殖系列細胞としての尊厳がある．この遺伝情報を基にして個体発生が始まるので，配偶子形成過程で de novo にヒトゲノムが造られるわけではなく，両親に由来するゲノム間の相同遺伝子組み換えが行われるのみである．したがって，配偶子はヒトゲノムの担体である生命体としての位置づけがあたえられなければならない．

　配偶子が「生命の源」として位置づけされると，生殖医療上どのような倫理的配慮がなされるべきなのか．それは「ヒトゲノムを子に伝える人命の源」と「新しいゲノムをもった個体を創り出す人命の源」という二重の生物学的使命をもっていると読み取れる．前者はヒトゲノムの安定性を，後者は多様性を担保するための自然の摂理をわれわれに教えている．ここに動かし難いヒトゲノムの尊厳がある．

　一方，配偶子は性腺の中の体細胞の庇護の下に存続可能であるものの，配偶子形成過程では夥しい数の配偶子が自然消滅する．すなわち自然陶汰である．自然の摂理がなぜ配偶子にこのような過酷な宿命を与えたのか知る由もないが，現代の生命科学はアポトーシスというメカニズムによって細胞死に至るとしている．アポトーシスはその細胞の自発意志の表れであると解釈すると，そこには細胞の意志が介在するのだろうか．それともフェイルセイフシステムなのだろうか．いずれにしろ，自然の摂理であることには間違いない．

3　ヒトゲノムの尊厳

　生殖医療や生殖医学研究には「人間の尊厳」を基本理念とした上で，生殖の尊厳というコンセプトの下に可能であると考えてきた．これはしかし，これまでのART実施に際しての倫理原則であって，不妊治療に生殖エンジニアリングを導入するなら，ARTにおける倫理の原理を改めて問い直す必要がある．それは「配偶子の尊厳」と「ヒトゲノムの尊厳」という原理を生殖の尊厳に新たに加えることである．

　「ヒトゲノムの尊厳」とは，ヒトゲノムの担体である配偶子に対し「生命の源」との生命倫理的認識を持ち，ヒトゲノムの尊厳という倫理価値を与えることである．ヒトゲノムの尊厳は人間の尊厳の最も重要な属性であり，個体発生と系統発生の源であるヒトゲノムの尊厳を冒涜するような生殖行為や医療をしてはならないという倫理規範と考えたい．「生命の源」を対象とする生殖エンジニアリングでは，「ヒトゲノムの尊厳」という生命倫理の原理の上に成立する．

新しいゲノムをもった生命の誕生には，「有性生殖」と「自然淘汰」という自然の掟が厳存する．生殖エンジニアリングといえどもこの掟を越えることはできない．むしろこの掟を不妊治療に生かすことである．卵細胞質移入や卵細胞核移植，配偶子形成を目的とする体細胞核移植も，「ヒトゲノムの尊厳」を保持する限り倫理的に許されるのではないだろうか．

4 胚と配偶子の帰属

「ヒトゲノムの尊厳」に照らして，胚や配偶子の帰属はどうなるのであろうか．夫婦間の受精胚は独立した1個の生命体であるからもはや夫婦何れの所有物でもない．しかし，夫婦の庇護を必要とする生命体であるから，本来なら法的保護を受けるべき存在であり，その保護者は当該夫婦である．したがって，夫婦は自分達の胚に対して保護する責任があるといえる．胚の処分に関しては，前胚に限って夫婦の意志で決めてよいと考えられる．

配偶子の帰属についてはどうか．性腺のなかで体細胞の支持の下にはじめて存在できる卵細胞や精子細胞は，系統発生と個体新生のゲノムの源である．したがって，1個の生命体とはいえないにしても，かといって単なる1個の細胞でもない．生殖系列細胞は，始原生殖細胞として胎生の早期に体細胞系列から分化し，隔絶されている（ヒトの場合胎生3週目には体細胞から隔離）．配偶子は体細胞の庇護の下にのみ生存しうるから，その帰属は性腺の存在する女性あるいは男性にあるといえる．その取り扱いは所有者たる個人の意志によって決められる．したがって，精子や卵子を所有者の許可なく研究や治療目的に使うことは許されない．かといって本人の同意さえあれば，勝手に生殖医療に使えるものでもない．「ヒトゲノムの尊厳」に則った倫理規範がどこまで社会に認知されるかの議論を深めなければならない．

G 生殖生命倫理学　Reproductive Bioethics

　生殖医学・医療は，生命の誕生を取り扱う関係上一般の臨床医学とは異なった特性をもち，それに応じた倫理哲学が必要であることはすでに述べた．「生まれること」を対象とする生命倫理を，「生きること」や「死ぬこと」を対象とする生命倫理と同じ倫理哲学で律することはできず，生命倫理学の中でも特化した領域であり，これをここでは生殖生命倫理学 reproductive bioethics と呼ぶこととする．

　体外受精の臨床応用によって期せずして倫理問題が社会に突きつけられて以来，ARTという生殖医療体系が樹立する過程において，新しいテクノロジーが登場するたびに生命倫理の観点からの吟味が問われてきた．そして，その都度即応的な回答が出されてきたが，体系化された倫理思想としては確立されるには至っていない．非配偶者間生殖補助医療の実施に対して，厚生労働省・生殖補助医療専門委員会／部会は遅まきながら精力的な審議を経て実施案を作成したが，医療現場の実態を掌握した上での実施案とは言い難い．また，クローン人間出現への恐怖と再生医学研究の現実的要請に直面して，総合科学技術会議における本格的審議の末，クローン技術規制法の制定に至ったが，生殖医学研究への途は閉ざされたままである．これらの経緯をみると，どうも生殖医学に対する認識の欠如が感じられてならない．生殖生命倫理学の現実の課題は，医学的適応と倫理的妥当性との調和である．調和というより止揚であり，生殖生命倫理学的に解決の途を探索することである．それには生殖生命倫理学の原理が明確でなければならない．

　生殖生命倫理学の基本原理は生殖の尊厳にあると繰り返し述べてきた．生殖医学を問わず，医の倫理では人間の尊厳が唯一無二の絶対的な倫理価値をもつとの考えが原点となる．生殖倫理学では，特化された倫理の原理として「生殖の尊厳」が加わる．生殖の尊厳とは「子を産むこと」「子が生まれること」に独立した倫理的価値を認めることである．「生殖の尊厳」は人間の尊厳の重要な属性であり，先験的 a priori に与えられた価値とみなすものである．この生殖の尊厳の概念は，生殖科学技術の発展とともに内容的にコンセプトが拡大してきている（図5-4）．

　配偶者間ARTでは「生命の相対観」「胚の尊厳」並びに「個体性の尊厳」から成り立っていた．生命の相対観は生殖発生過程における自然陶汰という自然の摂理に由来するものであり，胚の尊厳は生命の萌芽としての倫理価値を意味している．そして個体性の尊厳は生殖に対する個人の価値観の尊重である．

　ARTの適応が非配偶者間に拡大されると，生殖の尊厳のコンセプトも相応の変化を遂げなければならない．配偶者間ARTの三つの倫理要素に「配偶子の尊厳」が加わり，かつ個体性

G．生殖生命倫理学

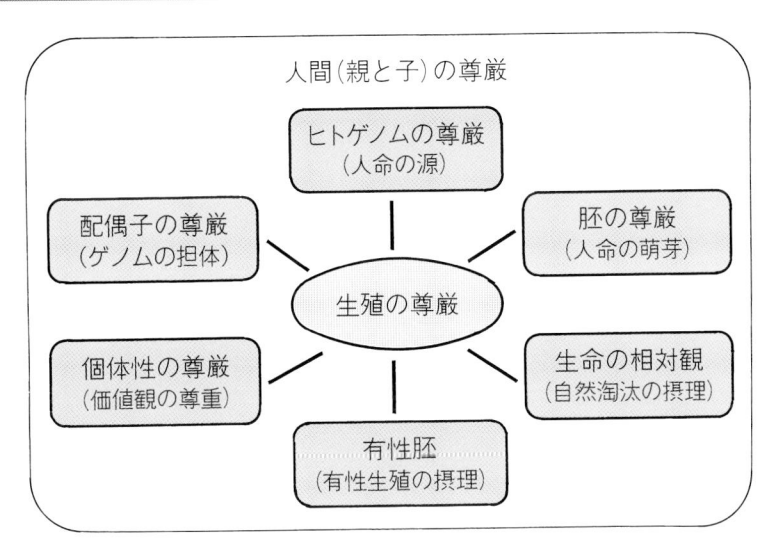

図5-4 生殖の生命倫理

の尊厳がより色濃く前景にでてくることとなる．個体性の尊厳は，脱血縁の考えが社会通念化するような意識改革と，親子と提供者に対するカウンセリング制度の整備が前提となって，はじめて実現可能となる．

ARTの今後の進展には，生殖エンジニアリングに大きな期待が持たれている．その場合の生命倫理的根拠は「生殖の尊厳」であるが，そのコンセプトはさらに拡大し，有性生殖の摂理に則った「有性胚」であり，その作成には「ヒトゲノムの尊厳」が保持されなければならない．生殖エンジニアリングの技術論の項で述べたように，再生医学研究と異なり，この新しいART領域では自己クローン胚や自己ES細胞の作成が前提条件となる．本邦の生殖医療のこれからの発展は，この研究がどこまで許されるかに掛かっている．

まとめ

20世紀後半における生殖現象に関する生命科学の進歩は，生殖医療に体外受精という科学技術をもたらした．まぎれもなく20世紀における最大の臨床医学上の貢献のひとつである．同時に人命の誕生の生命倫理について改めて現代のわれわれに問い直している．

生命は何時から始まるのか，受精の瞬間か着床の時点か，それとも発生学的に特定できないのか．生物学的に生命の始まりを決められないと生殖医学の研究はできない．でも決められない．このジレンマは科学の進歩に科学思想が追いつけず，自らコントロールできなくなっているという自己矛盾を露呈している．昭和59年3月，中曽根康弘元首相の肝いりで開催された「生命科学と人間の会議」（いわゆる先進7カ国の賢人会議）で，オックスフォード大学のハンプシャー博士は，人間の生命は受精後ほぼ16日と具体的な数字を挙げ，1人だけの意見ではないと付け加えたと伝えられている．イギリス経験論は，観察と実験検証

第5章　生殖の生命倫理学

に基づいた帰納法を提唱しその後の自然科学の勃興の原動力となった．帰納法は，とくに生物科学に威力を発揮するので，体外受精も経験論に負うところがあると思われるが，ハンプシャー博士の提言もその根底にベーコン思想を感じさせる．

　自然科学では生命発生の時点を特定できないなら，形而上学的な生命の発生時点が参考となる．生命の始まりについては，宗教界でも見解や教義は分かれている．キリスト教では受精の瞬間をもって生命の始まりとし，体外受精を一切認めない．仏教では生命の誕生は因縁処生の法則に従うから，体外受精という新しい方法で誕生したのなら，そのような因縁にあったのだから認められるという（著者が高野山の高僧に直接聞いた）．このようにキリスト教と仏教では対照的であり，人命は動物の命と峻別すべしというキリスト教に対し，仏教では人命と動植物の命との間に区別をしていない．

　生命の始まりを形而上学的に決めるとすると，胚には何時の時点で魂（霊性）が宿るのかという命題に行き着く．そうなると命ではなく「いのち」は何時始まり「生まれること」の意味は何かを問うことに繋がっていく．空海は"生き生き生き，生きて生の始めに暗く，死に死に死に，死んで死の終わりに冥し"といった．「暗し」も「冥し」も詳らかでないという意味だそうである（対本宗訓）．死は生の始めで生は死の始めという輪廻転生の思想からすれば，生も死も同じ「いのち」の輪の上の座が違っているだけといえる．まるで環状構造をとるミトコンドリアDNAのようだ．

　死生観のうち死の問題は脳死移植の際に社会的議論が巻き起こったが，生の問題は体外受精の臨床応用に際して，真剣に取り組まれたと私は思っていない．生殖エンジニアリングの臨床応用には，生の問題を議論しておく必要があるのではないだろうか．科学が生命誕生の神秘を解き明かし生命を誕生させる技術を生み出しても，「生まれることの意味」を自覚していなければ，たとえば自然陶汰という厳しい残酷さには耐えられないであろう．それを熟知の上で，個人が生殖についての価値観をもつとすれば，生殖科学や医学が多様な価値観に応じた生殖医療を提供できるのではないかと考えられる．

参考資料

① 総合科学技術会議・生命倫理専門調査会：ヒト胚の取り扱いに関する基本的考え方（中間報告書），平成15年12月．
② 厚生科学審議会・先端医療技術評価部会・生殖補助医療技術に関する専門委員会：精子・卵子・胚の提供による生殖補助医療のあり方についての報告書．厚生労働省雇用均等・児童家庭局母子保健課，2000．
③ 中谷瑾子：21世紀につなぐ生命と法と倫理―生命の始期をめぐる諸問題．有斐閣，1999．
④ 厚生労働省・生殖補助医療部会：精子・卵子・胚の提供等による生殖補助医療制度の整備に関する報告書．平成15年4月．
⑤ クローン技術規制法：平成12年12月6日，法律第146号．
⑥ 文部科学省：平成13年度文部科学省，告示第155号．
⑦ ヒトES細胞の樹立及び使用に関する指針．平成13年9月．
⑧ 文部科学省：特定胚の取り扱いに関する指針．平成13年11月．
⑨ 森　崇英：ARTの倫理と体制．図説ARTマニュアル，永井書店，2002．
⑩ 青木矩彦：生命と倫理―歴史性と文化性．丸善プラネット，2004．
⑪ 総合科学技術会議・生命倫理委員会・ヒト胚小委員会：ヒト胚性幹細胞を中心としたヒト胚研究に関する

G．生殖生命倫理学

⑫井村裕夫：医のフィリア．中山書店，1995．
⑬高久文麿：医の現在．岩波新書，1999．
⑭岡田節人：生命科学の現場から．新潮社，1983．
⑮石井誠士：人間の現在－ポストモダニスト試論－．東方出版，1990．
⑯河合隼雄：宗教と科学の接点．岩波書店，1986．
⑰日野原重明，仁木久恵訳：平静の心－オスラー博士講演集－．医学書院，1984．
⑱星野一正編著：生命倫理と医療－すこやかな生とやすらかな死－．丸善，1994．
⑲日本生命倫理学会編：生命倫理を問う．成文堂，1991．
⑳日本学術会議公開講演会記録：生殖医療と生命倫理．日本学術協力財団，1999．
㉑溝口　元：生命倫理－科学と福祉の交点－．弘学出版，1999．
㉒中川米造：医の倫理．玉川大学出版部，1984．
㉓マーク・ローランズ著，石塚あおい訳，筒井康隆監修：哲学の冒険．集英社インターナショナル，2005．
㉔檜垣立哉：西田幾太郎の生命哲学．講談社，2005．

第6章 生殖医療の実施体制

A. 生殖医療のチーム診療体制
B. 実施体制に関する考察
C. 生殖医学機構（仮称）設置の提唱

●●● A 生殖医療のチーム診療体制

1 チーム医療の必要性

　一般に，いずれの診療領域においても，診療が高度化すると内容が複雑多岐にわたるようになり，その診療に参加，従事する専門職のスタッフがチームを編成して診療に当らなければならなくなる．肝，心臓移植などの移植医療はその典型といえるが，生殖医療ことに生殖補助医療においては必然的にチーム診療体制が要求される．

　どんな診療分野でも，患者との信頼関係が根底になければならないことは言うまでもない．診療とは本来この信頼関係の上に成立する契約であるから当然といえる．チーム診療となると，診療側と患者側との間の信頼関係を醸成しなければ診療はうまく運ばない．診療従事者はまずこの点に心を致さなければならない．患者本位，患者主体の診療をするためには患者を自分の肉親と思うことである．

2 チームの構成員と役割分担

　図6-1に示したように，ART診療チームは生殖専門医師，生殖専門看護師，胚培養技術者（胚培養士／臨床エンブリオロジスト），生殖医療心理カウンセラー，生殖医療コーディネーター，生殖遺伝専門医，また場合により心療内科医，精神科医や弁護士もチームに参加することになる．

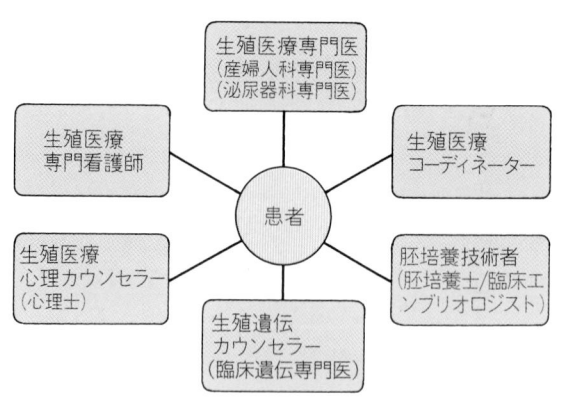

図6-1 ARTのチーム診療体制

1）生殖医療専門医

現在本邦での生殖医療を担当している医師は，主として産婦人科医，泌尿器科医であって，かつ生殖医療に精通した医師である．産婦人科医は日本産科婦人科学会の認定する産婦人科専門医，泌尿器科医は日本泌尿器科学会の認定する泌尿器科専門医である．しかし，いずれも生殖医療専門医ではなくサブスペッシャリティsubspecialityの資格制度は現存しない．日本不妊学会（社団）では，生殖医療指導医制度を平成18年度から発足させるべく準備中である．この制度は，生殖医療全般に専門性をもった医師に不妊専門医として与えられる資格であって，ART専門医としての資格が与えられるわけではない．ARTの現場では，生殖補助医療に精通した高度の知識，技能，倫理性が求められるので，ART専門医の資格認定が必要である．そうでないと，現在600以上あるART登録施設間の大きな診療レベル格差の解消にもならないし，平均水準の向上にもつながらない．

生殖医療専門医はチーム診療の中心となり，主導的役割を担っている．患者本位の診療を進めるためには，まず患者のいい分を聞くこと，診療方針については患者に理解して貰い，納得の上選択して貰うこと，診療チームのメンバーに個々の患者の診療方針を伝えることが基本的に大切である．

2）生殖専門看護師

日本看護協会は，不妊看護認定看護師の資格認定制度を平成14年度から発足させている．それに伴って養成コースの研修カリキュラムが組まれている．制度発足後今年で3年目になるが，平成16年現在26名の認定看護師が誕生しているという．

不妊看護専門看護師は，ARTチーム診療のなかで医師の診療補助を直接担当するほか，①医師の指示の下にタイミング法の指導を自立して行うこと，②患者に診療情報を提供し，患者の自律意思で治療法を選択するのを助けること（いわば一般的な情報提供giving information），③患者と医師およびチームのメンバーとの間の仲介役として意思疎通を図ること，④妊娠に成功した後のケアなどの役割を担う．それには，それぞれの患者の個別の診療方針を理解し，

A．生殖医療のチーム診療体制

診療記録を常にチェックしておくことが求められる．施設の診療態様によっては，コーディネーターの役割も果さなければならない．

3）生殖医療コーディネーター

医療コーディネーターは，もともと移植医療などの臓器提供医療に必要な構成員であるが，非配偶者間の生殖補助医療でも不可欠である．現状では不妊看護認定看護師と生殖医療コーディネーターの役割分担は必ずしも明確でなく，多くの不妊クリニックでは(不妊看護認定)看護師が生殖医療コーディネーターを兼ねている．しかし，多数例を扱うクリニック，難治性不妊，反復体外受精不成功，習慣流産，また将来的には，精子や卵子の提供による非配偶者間のＡＲＴなどに対する適切な治療を行なうためには必要な専任の構成員である．

生殖医療コーディネーターは，私的な事情も含めて患者の本意，本音を聞く立場にあるという意味では，患者に最も近い存在である．したがって，診療に関する全般的な情報提供のほか，診療録の記載事項の点検と保管などの情報処理，他のARTチーム診療メンバーとの必要な情報交換など，地道ではあるが重要な役割を担っている．

4）胚培養技術者（胚培養士/臨床エンブリオロジスト）

胚培養業務は，ART診療の中で妊娠成立に直結する不可欠の診療ステップであり，診療実績の少なくとも50％以上は胚培養技術者の技術水準に依存しているといっても過言ではない．IVF先進国では，胚培養技術者の水準は知識・技術ともに高く，少なくともラボの主任はPhDの資格保持者である．

日本哺乳動物卵子学会では，平成14年度から「生殖補助医療胚培養士」の資格制度を発足させ，すでに310名弱の生殖補助医療胚培養士を認定している．一方，日本不妊学会でも平成18年度から生殖医療従事者資格制度を発足させ，前述の「生殖医療指導医」のほか「胚培養士」と「生殖医療コーディネーター」の資格認定も行うことにしている．不妊学会と哺卵学会は，胚培養士の資格認定制度を一本化する方向で調整中である．

胚培養技術者は，胚培養室いわゆるARTラボの設営，運営と点検のほか，精子の調整と卵子の処理，標準体外受精，顕微授精，卵孵化法，胚凍結保存などの各論的業務を医師の指導と監督の下に行う．また，取り違えや感染，停電などラボの事故対策を常に念頭に置き，緊急事態が発生したときに即時適正な対応ができるよう，具体的な準備，例えばマニュアルの作成などを心掛けておく．このようにラボの品質管理業務クオリティー・コントロールに対する直接の責任者である．その自覚を持っていなければ，何時どのステップで発生するかも知れない不測の事態に即応できない．

5）生殖医療心理カウンセラー（臨床心理士）

不妊看護認定看護師や生殖医療コーディネーターは患者の身近な相談役である．しかし，難治性不妊，反復体外受精不成功，習慣流産患者，加齢不妊で治療の断念と心の切り替えな

ど，深刻な精神ストレスと向き合わなければならない患者のカウンセリングには，専門職による心理治療が必要であることが間々ある．ストレスの要因は多岐にわたるが，身体的（採卵など），時間的（通院に要する時間），経済的（診療費）負荷のほか，治療に成功しなかったときの落胆は患者本人の立場でないと理解が難しい．ときには抑うつ状態となり，治療をますます困難にするという悪循環が固定する．

このような精神ストレスを解消あるいは緩和するのが，生殖医療心理カウンセラーの役割である．このような患者に対しては，医師を含めたARTチーム従事者の何れのメンバーも対応しきれない．このようなケースに対するカウンセリングは，重篤な心因障害患者に対する心理療法士 psychological therapist（心理カウンセラー）が担当する．

心理カウンセラーのもうひとつの大きな役割は，非配偶者間生殖補助医療におけるクライアントと被依頼者（提供者）の心理鑑定である．個々のクライアントや提供者が，果して配偶子や子宮の提供によるARTに適格であるか否かを心理学的に判定することである．

生殖医療心理カウンセラーは心理学を修得した心理士であって，心理テスト，心理面接などの専門的な心理療法の知識と技術を身に付けた者でなければならない．単なる慰めの相談相手ではないので，一定の専門的基準に照らした資格制度が必要である．体外受精先進国では，すでに心理学の専門家がARTの現場に関与し，実績を挙げているようである．わが国には，不妊治療に詳しい臨床心理士は10人程度と極めて少ない．平成16年，日本生殖医療心理カウンセリング研究会が発足したが，生殖補助医療に関心のある臨床心理士を中心として，医師，看護師，臨床エンブリオロジストなどが参加した．この会は将来的には生殖医療心理カウンセラーの資格認定制度を発足させる予定である．

6）生殖遺伝カウンセラー

生殖医療ことにARTを受療する患者は，当然のことながら健常児を得たいという希望を持っている．生殖遺伝カウンセラーのART診療における守備範囲は，①ICSIに伴う児への遺伝的リスク，②着床前診断のカウンセリングと実施，③反復/習慣流産の遺伝背景についてのカウンセリングなどである．①のICSIに関しては，クラインフェルター症候群，ターナー症候群，Y染色体の微小欠損など，本来妊孕性の低いあるいは欠如した患者の配偶子でもICSIを使えば挙児可能となってきた反面，両親のもつ遺伝子/染色体異常が次世代の子に伝わることも明らかにされて来た．②の着床前診断（PGD）に関しては，重篤な遺伝性疾患を有する児の出産を回避する目的にだけ本邦では認められており（日本産科婦人科学会見解），重篤との認定基準は必ずしも明確でなく，個々のケースで決められる．③の流産に関しては，染色体異常が原因の半数以上と考えられてはいるが，流産回数が増えるにつれて染色体異常の占める割合は低下することも知られている．

遺伝性疾患の診療やカウンセリングに関しては，人類遺伝学に精通した専門医でないと適切な対応やアドバイスはできない．臨床遺伝専門医制度は日本人類遺伝学会と日本遺伝カウ

表6-1 生殖医療が直面する倫理課題

1 新たな課題
 ・悪性腫瘍男性患者の治療前精子の凍結保存
 ・悪性腫瘍女性患者の治療前卵子／卵巣組織の凍結保存
 ・死後夫の凍結精子を用いた人工授精
2 積み残し課題
 ・減胎（数）手術
 ・着床前診断の生殖医療への適用
 ・代理出産
 ・男女産み分け
3 小子化対策国策医療
 ・ARTによる出生児の長期フォローアップ（小児科医との共同作業）

ンセリング学会とが母体となってすでに発足し，「臨床遺伝専門医」の資格認定を行っている．この専門医制度は，遺伝性疾患の患者・家族に対する臨床遺伝医療と情報提供が可能な資格者を審査・認定することを目的として作られた制度である．毎年日本人類遺伝学会と日本遺伝カウンセリング学会が共同主催して遺伝医学セミナーを開催している．したがって，臨床遺伝専門医は遺伝性疾患全般に対応できるが，ART現場では生殖医療に焦点を合わせた遺伝情報の提供とアドバイスが求められる．このため，日本産科婦人科学会は「生殖遺伝カウンセリング指導医」制度を発足させるべく準備中である．

B 実施体制に関する考察

1 直面する倫理課題（表6-1）

生殖医療が直面する倫理課題を思い出すままに列挙すると，積み残しの課題として
①減胎手術
②着床前診断の生殖医療への応用（着床前胚スクリーニング）
③代理懐胎／代理出産（いわゆる借り腹）
がある．また新たに提起された課題として，
①死後生殖（夫の死後凍結精子を用いた人工授精／体外受精）
②未婚男性の精子凍結保存（悪性腫瘍男性患者の治療前精子の凍結保存）
③未婚女性の卵子凍結保存（悪性腫瘍女性患者の治療前卵子／卵巣組織の凍結保存）
④男女産み分け
が挙げられる．

これらの諸課題に対して，日本産科婦人科学会を初め生殖医療関連学会は，学術集会や公開講演会を通して議論の場をもってきたものもあるが，議論が膠着したままで動かず，どこまで結論が得られたか不明確なままである．あるいは医療現場の実態に則しないままの形で

第6章 生殖医療の実施体制

結着がつけられたような感は否めない．

これら未解決の倫理・法律問題になんらかの決着をつけなければ，医療の現場で混乱が起こっている．すでに厚生労働省・法務省は解決の指針を出しているが，その内容には現場の実態が必ずしも反映されているとは言い難い．現場主義の立場からは，政策決定過程で現場の声を最大限に取り込むことを考慮願いたいものである．

2 生殖医療は少子化対策の国策医療たるべし

平成16年6月10日付の新聞報道によると，2003年厚生労働省の人口統計では，合計特殊出産率（1人の女性が生涯の間に産む子の数）は1.29と大幅に低下したことが明らかになった．年金給付率が参議院選挙もからめて大きな社会，政治問題化しているおりから，国民一般の関心を高めたことは事実である．

ARTに要する高額な費用に受療者は喘いでいる．その費用の一部を国が負担あるいは支援して欲しいという要望は以前からあった．諸外国では制限をつけて保険診療の対象としているところもある．平成14年7月厚生労働大臣が少子化対策の一環としてARTにかかる費用について何らかの支援態勢が必要という発言があった．これを受けて厚生労働省から「特定不妊治療費助成事業実施要綱」が公表された．特定不妊治療とは体外受精と顕微授精を指し，事業主体は都道府県および中核市であり，国が半額の補助金を負担するという制度である．しかし，額的には極めて少なく，1年度当たり10万円を限度に通算2年以内助成するとしている．報道によれば，厚生労働省が2004年度に計上した予算額は50億円であった．

ART治療費に対する患者への支援が実現するまでには，市井の医師の並々ならぬ努力があった（表6-2）．大分市でART施設を開業している宇津宮隆史博士は，2002年2月，当時大分選出の釘宮磐・衆議院議員を動かし，厚生労働委員会において坂口力・厚生労働大臣に，不妊治療の適用について質問と要求を行った．これを皮切りにART実施施設にアンケート調査と署名を集め，2度にわたり国会請願を行った．その結果，2003年7月，坂口大臣は不妊治療の負担軽減措置を表明，これを受けて厚生労働省は2004年度の少子化対策費として不妊治療へ年額10万円程度の助成を発表した．第2章でも触れたように，厚生労働省は保険外診療費として認めた特定不妊治療を受けた場合の自己負担の一部を助成する制度として「特定不妊治療費助成事業実施要綱」を公表し，国は都道府県などがこの事業のために支出した費用に対し，予算の範囲内でその2分の1を補助することとした．しかし，ART費が保険適用に収載されたわけではない．この決定を受けて大分県と大分市は，2003年8月，不妊治療へそれぞれ年間10万円程度の助成を開始した．その後，2004年3月，野田聖子・衆議院議員のアドバイスのもとに，24都道府県52名の代議士の協力を取り付け，2004年11月に3回目の国会請願に漕ぎ着けた．同年12月，請願内容が採択され国会送致となった．今後，本格的な少子化対策医療として，保険適用に向かって患者の声の拡大と社会の理解が求められる．

B．実施体制に関する考察

表6-2 保険適用に向けての活動

(セントルカ産婦人科 宇津宮隆史院長提供)

1996年～現在	保険適用に向けての署名活動および活動に対する政府の反応
2002年 2月	厚生労働委員会において，衆議院議員 釘宮磐氏が坂口力厚生労働大臣へ不妊治療保険適用に関して質問要求を行う
2002年 4月	149施設に署名簿，質問紙配付　79通の返信あり74施設(94%)賛成
2002年 5月	署名 5,041名　第1回国会請願
2002年 5月～11月	厚生労働委員会において，釘宮磐氏が坂口力厚生労働大臣へ不妊治療保険適用に関して質疑を計5回行う
2002年 9月	460施設に署名簿，質問紙配付　119通の返信あり108施設(90%)賛成
2002年12月	署名 9,852名　第2回国会請願
2003年 7月	坂口厚生労働大臣が，松本市において不妊治療の負担軽減措置を表明した
2003年 7月	2004年度の少子化対策に不妊治療への年10万円程度の助成を発表
2003年 8月	大分県と大分市が，そろって不妊治療の助成を開始
2003年10月	衆議院議員選挙出馬者1,033名に質問紙配付　84通の返信があり81名(96%)賛成 第21回日本受精着床学会公開講座「保険適用を考える～医療者の立場から～」パネリスト
2004年 3月	衆議院議員野田聖子氏のアドバイスにより衆議院議員478名に国会請願の協力を求める質問紙配付
2004年 4月	衆議院議員246名に国会請願の協力を求める質問紙配付
2004年 4月	585施設に，署名簿・質問紙配付
2004年10月	衆議院議員478名に国会請願のための協力議員依頼配付(最終) 24都道府県52名(11%)の代議士より協力の返信がある
2004年10月	31都道府県88施設14,130名の署名および52名の請願者(各医療施設長)より，52名の紹介議員へ署名簿を発送，国会請願を依頼
2004年11月	各紹介議員により署名簿を添付した請願書が提出され，3回目国会請願が終了
2004年12月	3回目国会請願を行った内容が無事採択され国会送致となる

　一方において，このような費用を国家が負担することに強い異論を唱える者もいる．巨額の国債に頼って瀕死の状態にある国家財政に打撃を与え，致死の病ではない一部の不妊患者に国民の税金から支給するべきでないとする考えである．もっともではあるが，老人福祉と同じく生殖投資をしなければ明日の日本はない．

　反対論の中なかには小児科医の意見もある．ARTによって生まれる多胎児の未熟性が高く，新生児集中治療室NICUの現有能力をはるかに超えているのに，これ以上早産未熟児が生まれる率の高いARTに対する国庫補助を控えるべきであるとの意見である．新生児医療の現場の意見として受け止めるべきであるが，国家的見地から考えると生殖医療医側は賛同できない．

　生殖医側と新生児医側とは医療現場で協力し合っているのに，どうしてコンセプトのずれが生じるのだろうか．それぞれの医師が抱える患者背景の違いによるものであろう．しかし，少子化対策医療という共通の視点にたてば理解し合えるはずである．たとえば，ARTの技術そのものは一応確立しているとしても，ART児が成人に達した後，その生殖機能を含め，身体と精神両面での成育を科学的に見届けた上で初めてその評価が下される．生殖医と新生児医とは相補的な協力関係を築いて，ARTの長期予後の評価をしなければならないし，また可

第6章　生殖医療の実施体制

能である．

　日本受精着床学会は理事会内に生殖医療の実態調査委員会を設け，平成17年度事業計画のなかに体外受精児の長期成育調査の実施を決めている．

　本邦の次世代，次次世代の人口減を考えるなら，少子化対策はお題目に終わってはならない．国策医療と位置付けただちに集中的な政策を実行しなければならない．期限は今で明日では遅すぎる．

3　カウンセリング体制の整備

　厚生科学審議会・生殖補助医療部会は，非配偶者間の生殖補助医療の実施体制について審議した結果を「精子・卵子・胚等による生殖補助医療制度の整備に関する報告書」（平成15年4月）にまとめてある．そのなかでカウンセリング機会の保障を強調している．カウンセリングの内容は，
　①情報提供カウンセリング　giving information
　②意思決定カウンセリング　implications counseling
　③支援カウンセリング　support counseling
　④治療カウンセリング　therapeutic counseling
をあげている．

　非配偶者間の生殖補助医療においては，とくにカウンセリングのプロセスは必須であるが，配偶者間の生殖補助医療においても，しばしば必要となる．難治性不妊，反復体外受精不成功，習慣/反復流産では，専門の生殖遺伝カウンセラーや生殖医療心理カウンセラーによるサポートがなければ医療が成り立たない症例もまれではない．

　本邦のARTクリニックでは心理学の専門家（臨床心理士など）による生殖医療カウンセリングの実施体制を設けている施設は数えるほどしかない．生殖医療の質を向上させるためには，本格的にカウンセリング体制を整備する必要がある．

4　ART施設の標準化

　厚生労働省は前述の生殖補助医療部会の報告書のなかで，
　①実施医療施設及び提供医療施設における施設・設備・機器の基準
　②実施医療施設及び提供医療施設における人的要件
　③実施医療施設の倫理委員会における人的要件
を明示している（表6－3）．この基準が適正かどうかについて関連学会でどの程度検討されたか，また，ART実施施設がどの程度この基準を満たしているかの検証がされたかどうか詳しくは分からない．実状は空文化同然であることを恐れる．

表6-3 公的管理運営機関の機能
(厚生労働省・生殖補助医療部会/2003年4月)

```
A 業務内容
   1 情報の管理業務
      1) 被提供者夫婦の同意書の保存    2) 提供者の同意書の保存
      3) 被提供者に関する個人情報の保存  4) 提供者に関する個人情報の保存
      5) 生まれた子に関する個人情報の保存 6) 報告の徴収，確認と統計の作成
   2 審査業務（兄弟姉妹などからの提供についての事前審査）
   3 コーディネーション業務    マッチング業務
B 実施医療施設の監督体制
   1 実施医療施設の指定および指導監督
      1) 実施医療施設の指定       2) 実施医療施設の指導監督
      3) 提供医療施設の指定       4) 提供医療施設の指導監督
```

　平成13年末時点で，日本のART登録施設は600以上に達し欧米に比べて圧倒的に多い．しかもそのほとんどは年間の治療周期数は50以下であり，500以上の施設は僅か13施設（平成12年末現在）と極端に少ない．施設規模が小さいことは本邦ART実施体制の特長であり，患者サービスの質の低下が関係者の間で指摘されてきた．すなわち，ART実施施設の品質管理上の弱点が指摘される．

　このような現状認識から，2004年3月，日本生殖補助医療標準化機構 Japanese Institution for Standardizing Assisted Reproductive Technology (JISART)が立ち上げられた．JISARTはART専門施設の団体で，品質管理システムを導入することでARTの質の向上を図ることを目的とし，医療サービス部門はISO9001（国際標準化機構），施設部門はオーストラリア不妊学会の生殖技術認定委員会 Reproductive Technology Accreditation Committee (RTAC)の認定を目標として，RTAC委員長のダグラス・サウンダース博士を顧問として設立された公益団体（中間法人）である．

　JISARTの設立はART受療患者にとって歓迎すべきことであり，この国のARTの将来のためその発展が期待される．

5　平成14年分のART治療成績（表6-4）

　ART治療成績については第2章で述べたが，ここでもう一度現況を振り返ってみる．平成14 (2002) 年は本邦で体外受精の臨床応用が始まってちょうど20年目の節目となる（初の体外受精児の出生からは19年であるが，臨床への導入はそれより1年前）．この年の治療周期数は標準体外受精，顕微受精，凍結胚移植合わせて8万周期を突破し，出生児数も15,000人を超えた．そして，累積体外受精児数は10万人の大台（10,0189人）に達した．まさに日本はIVF大国となった．

　しかし，喜んでばかりはいられない．周期あたりの妊娠率は21.8％，生産率は18.6％と1995

第6章 生殖医療の実施体制

表6-4　平成14年分生殖補助医療の成績
（日本産科婦人科学会／登録・調査小委員会　498実施施設）

	新鮮胚移植 標準体外受精	新鮮胚移植 顕微授精	凍結胚移植	計
治療周期数	34,803	31,968	15,852	82,623
妊娠率／周期	22.2%	19.4%	25.8%	21.8%
妊娠率／移植	28.9%	26.0%	27.6%	27.5%
生産率／移植	19.7%	17.2%	18.5%	18.6%
流産率／妊娠	23.8%	23.4%	23.6%	23.6%
多胎妊娠率／妊娠	17.3%	15.8%	16.6%	15.9%
出生児数	6,400	4,965	3,292	14,657*

＊　この年の出生児総数は15,223人で，差の566人は表示した方法以外の
　　ART，例えば非配偶者間人工授精などの方法により生まれた児である．

年〜1997年の水準に止まっている．流産率も25%近く，わずかに多胎率が15.9%と自然妊娠時の上界にまで減率しただけである．自然の体内受精では，妊娠率はおよそ30〜35%と推定されている．これと比較すると，平成14年分の体外受精成績は，体外受精技術が体内受精による自然妊娠のレベルに達するには，なお継続的な特段の研究と工夫が数値と謙虚に受け止めねばなるまい．

●●●C　生殖医学機構　Reproductive Medical Organization (RMO) (仮称) 設置の提唱

　前項で述べたように，本邦の生殖医療は解決すべき多くの課題に直面し，また伏在している問題点も予想される．何か問題が起こった場合には，これまでその都度 ad hoc 的に対応してきたが，総じてその場しのぎの感は否めず一貫性がない．反面，既存のガイドラインに拘り，弾力的に見直すという動きははとんど見受けられない．

　このような硬直した，そして断片的な対応で，果たして今後の生殖科学の急激な変化に対応して行けるだろうか．わが国の生殖医療は，次世代のARTである生殖エンジニアリングの開発と導入を含めた技術革新，生殖医学に関する先端科学技術の情報の収集と評価，それに対応する倫理指針と法律面の手当て，国策医療として整備すべき諸課題を抱えていることは明らかである．いわば核心レベルでの転換点にある．生殖医療全般を総合的，網羅的そして一元的に系統化して，中長期的視野に立った生殖医療政策を立案すべきときに来ている．今しなければ次の世代に必ず付けが回ってくる．

　厚生労働省の生殖補助医療・専門委員会は，ART実施体制の整備について2つの公的機関，すなわち，
　①各生殖補助医療の利用に関して，倫理的・法律的・技術的側面の検討を行い，必要な提

C．生殖医学機構（仮称）設置の提唱

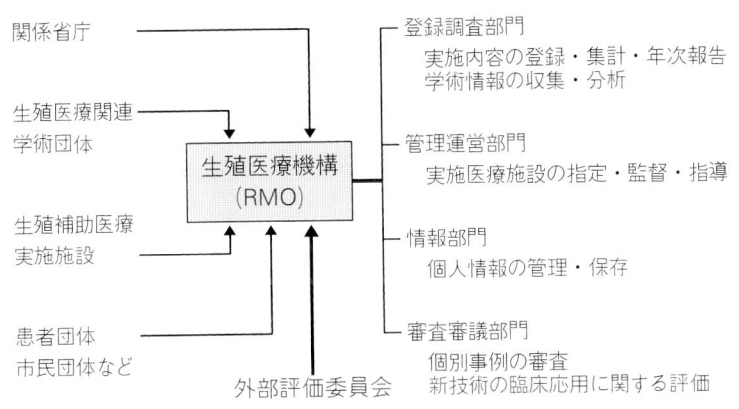

```
関係省庁 ─────────┐        ┌─ 登録調査部門
                  │        │    実施内容の登録・集計・年次報告
生殖医療関連       │        │    学術情報の収集・分析
学術団体 ─────────┤        │
                  ├─ 生殖医療機構 ─┤ 管理運営部門
生殖補助医療       │   (RMO)      │    実施医療施設の指定・監督・指導
実施施設 ─────────┤              │
                  │              ├─ 情報部門
患者団体           │              │    個人情報の管理・保存
市民団体など ─────┤              │
                           │              └─ 審査審議部門
             外部評価委員会              個別事例の審査
                                          新技術の臨床応用に関する評価
```

図6-2　生殖医療機構（仮称）　Productive Medical Organization (RMO)

言を行う公的審議機関

②提供される精子・卵子・胚による生殖補助医療に関する管理運営を行う公的管理運営機関

の設置を提言している．

　この提言にあるような公的機関の存在は，患者の権利を保障する意味でも必要である．しかし，これだけでは充分とは言い難い．この機関に与えられた機能の他にも，ARTを含めた生殖医療の実施には上述の項目のほかにも多様な機能が要請されるので，それらを包括した機構として生殖医学機構 Reproductive Medical Organization (RMO)（仮称）の設置を考慮すべきではなかろうか（図6-2）．この機構の構成要員として官，学，医療実施者および患者団体が公平に参加し，かつそれぞれの母体から独立した機構であるべきである．

　この機構には図示した通り，登録調査部門，管理運営部門，情報部門，審査審議部門の4部門を置く．各部門の業務内容については，登録調査部門はARTの年次実績の調査と集計報告，余剰胚の処理についての調査と記録保管，周産期管理上の必要事項の調査，出生児の長期予後調査などを行う．管理運営部門はART実施施設の認定と監査，配偶子や胚提供の登録と記録保管などを担当する．また，情報部門は関係省庁や関連学会との相互連携，患者団体やマスコミを含めた一般社会への情報開示（アメリカのCDCP；Center for Disease Control and Prevention が公開しているような施設ごとの詳細な治療成績の開示），生殖医療に関する新しい薬剤や科学技術に関する国内外の情報の収集と評価，生殖医療相談/カウンセリングに関する情報提供などを分担する．そして審査審議部門は，生殖医療技術や医学研究の倫理評価，既定の法令や見解の見直し，新しく設定すべき規制の検討と提言などを行う．各部門の担当者は専任制とし，片手間の仕事ではなく主務として不断の専任活動によって初めて達せられよう．

　この機構の構想はまだまだ未熟ではあるが，基本路線を示したものである．この構想にあるような機構を設置して，わが国の生殖医療の体制を整備することが，今日の転換点を将来

に向かって乗り切る唯一のそして最善に近い方策であると考えられる．

まとめ

　わが国は，年間のART治療周期数で見る限り確かに体外受精大国となった．しかし，生殖医療に関する科学技術や医療サービスなどの質においては，残念ながら途上国の域をでない感は否めない．この分野の先端的な科学技術は何時も欧米に学び，その輸入に汲々としてきた．患者サービスにおいても然りである．

　生殖医療に関する科学技術にしろ患者サービスにしろ，もともと日本人は秀でた才能と思いやりの感性を持っていたのではないのだろうか．その証拠に，個人レベルでは世界に評価される業績があり，また輪（和）の精神もある．ただそれらが個人単位で行われ，われわれ自身が気づかず，組織化されていなかっただけであると思う．欧米人に指摘されて初めて気づくという繰り返しであった．

　今後どう改革して行けばよいのか．原理は単純で実施体制を民主的に組織化すればよいのである．生殖の科学や技術の開発には，個々人の発想を最大限に尊重した自由競争主義を，臨床応用には現場主義を，そして医療サービスの向上には第3者による評価方式を取ればよい．

　転換点にある今，重要なことは意識の転換である．科学上の発見は無意識のうちの意識の転換，発想の転換が根底にある．人間が考える葦である限り科学は自己増殖する．それを人間の尊厳のために如何に用いるかの根底となる哲学も，生殖医学機構（仮称）のような常置機構で不断に考えておかねばならない．未来を見つめ，前方視な体制の整備が求められている．RMO的な機構をモデルとして，生殖医療制度全般の根本的な改革を断行するときに来ていると感じられる．

　　　　参考資料
　　　①久保春海：生殖医療の実施体制―チーム医療としての役割り分担．必携今日の生殖医療（森　崇英編），産婦人科の治療・増刊号，永井書店，2004．
　　　②対本宗訓：禅僧が医師をめざす理由．春秋社，2001．
　　　③厚生労働省・母子保健課：特定不妊治療費助成事業実施要綱．平成15年．

付　録

日本不妊学会沿革史・年表

日本不妊学会沿革史・年表（1）

和（西）暦	日本不妊学会関連事項	生殖医療関連事項
昭和28（1953）年	・第1回世界不妊に安藤畫一教授が招待出席学会	・第1回国際不妊学会　アメリカ・ニューヨーク
昭和29（1954）年	・2月　二水検討会発足 ・10月　第1回不妊研究会発足	
昭和30（1955）年	・9月　関西不妊研究会発足	
昭和31（1956）年	・3月　安藤先生日本不妊学会理事長就任 ・10月21日　慶應義塾大学北里講堂において日本不妊学会創立	・第2回国際不妊学会　イタリア・ナポリ
昭和34（1959）年	・事務室を東邦大産婦人科　林基之教授室内に置く	・第3回国際不妊学会　オーストリア・ウィーン
昭和37（1962）年		・第4回国際不妊学会　ブラジル・リオデジャネイロ
昭和38（1963）年	・林基之と楊文勲がヒト卵胞卵の体外成熟と体外受精	
昭和41（1966）年		・第5回国際不妊学会　スウェーデン・ストックホルム
昭和43（1968）年	・日本不妊学会安藤理事長が第7回世界不妊学会会長に就任	・第6回国際不妊学会　イスラエル・テルアビブ
昭和45（1970）年	・12月26日付　日本不妊学会が社団法人となる（会費を2500円と定める）．	
昭和46（1971）年		・第7回国際不妊学会　東京／京都（長谷川敏雄会長）
昭和49（1974）年		・第8回国際不妊学会　アルゼンチン・ブエノスアイレス
昭和50（1975）年	・保険会館内に事務室を移転 ・会費を8000円に値上げ	
昭和52（1977）年	・久保春海がヒト卵胞卵の体外成熟と体外受精を本学会誌に発表	・第9回国際不妊学会　アメリカ・マイアミ
昭和53（1978）年		・7月25日　世界初の体外受精児誕生 ・産婦人科マイクロサージェリー研究会（藤井明和会長）発足
昭和55（1980）年		・第10回国際不妊学会　スペイン・マドリード ・日本エンドメトリオーシス研究会（杉本修代表）発足 ・オーストラリア・メルボルン市ロイヤルウイメンス病院（Lopata/Johnston）世界第2例の出生 ・Kurt Semm教授がドイツ・キールにおいて第1回世界体外受精学会を開催
昭和56（1981）年	・京都大学産婦人科（西村利文，山田一郎，森崇英，西村敏雄ら）と畜産学科（入谷明，丹羽晧二）がヒト卵胞卵の体外成熟と体外受精をJ Reproduction and Fertility誌に発表	・アメリカ・東ヴァージニア大学（Jonness, Jr）で世界第3例出生
昭和57（1988）年		・日本アンドロロジー学会（落合京一郎代表）創立 ・11月15日　日本受精着床学会（飯塚理八代表）創立 ・徳島大学に倫理委員会設置 ・フランス（Frydman/Testart），ドイツ（Ober/Trontnow），オーストリア（Feichtinger）で，それぞれの国の第1例が出生

日本不妊学会沿革史・年表 (2)

和 (西) 暦	日本不妊学会関連事項	生殖医療関連事項
昭和58 (1983) 年	・10月14日 東北大学・鈴木雅洲らにより本邦初の体外受精児誕生	・10月 日産婦学会「体外受精・胚移植」に関する見解 ・第11回国際不妊学会 アイルランド・ダブリン
昭和59 (1984) 年	・国際会議事務局に事務委託 ・3月7日 慶應義塾大学・飯塚理八/東京歯科大学・大野虎之進ら 2例目の体外受精出産例 ・3月26日 徳島大学・森崇英ら 3例目の体外受精出産例	
昭和60 (1985) 年		・韓国での体外受精第1例 (Chang) が出生
昭和61 (1986) 年		・第12回国際不妊学会 シンガポール ・日本生殖免疫学会 (礒島晋三代表) 創立 ・諏訪市の産婦人科医が減胎手術を日産婦学会地方部会に報告
昭和62 (1987) 年		・第6回世界ヒト生殖会議 (飯塚理八会長, 東京)
昭和63 (1988) 年		・4月 日産婦学会「胚および卵の凍結保存」に関する見解
平成 元 (1989) 年	・倫理委員会設置	・第13回国際不妊学会 モロッコ・マラケシュ
平成 2 (1990) 年	・11月 顕微授精法の臨床応用に関する見解 (理事会報告) ・事務委託先をアイシーエス企画に変更	
平成 4 (1992) 年		・1月 日産婦学会「顕微授精」に関する見解 ・第14回国際不妊学会 ベネズエラ・カラカス
平成 5 (1993) 年	・学術奨励賞の創設 ・事務委託先をアイシーエスからビーズへ変更	・第8回世界体外受精会議 (森崇英会長, 京都)
平成 6 (1994) 年	・第39回学会より学術奨励賞の授賞開始	・ART FORUM (飯塚理八代表世話人) 発足
平成 7 (1995) 年	・学会創立40周年記念事業 (山形市) ・7月 ヒト円形精子細胞を用いた授精法について (倫理委報告)	・第15回国際不妊学会 フランス・モンペリエ
平成 8 (1996) 年	・本学会編「新しい生殖医療技術のガイドライン」第1版出版	・日産婦学会「多胎妊娠」に関する見解 ・日本内分泌学会・日本生殖内分泌分科会が日本生殖内分泌学会として独立
平成 9 (1997) 年	・ヒト円形精子細胞を培養する授精法について (倫理委報告)	・日産婦学会「非配偶者間人工授精と精子提供」に関する見解 ・日本IVF研究会 (森本義晴代表) 発足 ・クローン羊ドリーの誕生 (イギリス・ロスリン研究所)
平成10 (1998) 年	・将来計画検討委員会設置	・日産婦学会「着床前診断」に関する見解 ・第16回国際不妊学会 アメリカ・サンフランシスコ ・ヒトES細胞の樹立 (アメリカ・ウィスコンシン大学) ・日産婦学会が非配偶者間体外受精の実施を理由に根津八紘医師を除名 ・生殖工学研究会 (小川昭三代表) 発足
平成11 (1999) 年	・動物の精巣を用いたヒト精祖細胞の研究について (会告) ・公開講座	・日産婦学会「着床前診断」に関する見解の改訂

日本不妊学会沿革史・年表（3）

和（西）暦	日本不妊学会関連事項	生殖医療関連事項
平成12（2000）年	・染色体の数異常や構造異常による男性不妊の精子の臨床研究について（会告）	・産婦人科マイクロサージェリー研究会が生殖外科学会と発展改称 ・クローン技術規制法（法律）
平成13（2001）年	・「クローン人間の産生」に関する日本不妊学会の見解（会告） ・「クローン技術の生殖医療への応用に関する検討」に関する報告（倫理委報告） ・学術奨励賞選考規定改訂	・第17回国際不妊学会　オーストラリア・メルボルン ・ヒトES細胞指針（文部科学省） ・特定胚指針（文部科学省） ・諏訪市の産婦人科医　根津八紘医師により本邦最初の代理出産
平成14（2002）年	・第47回学会（岐阜市）を日本受精着床学会と併催　以後3年間3回にわたり試行 ・RMB誌創刊 ・生殖医療従事者資格制度規約の制定 ・生殖医療指導医制度内規の発足 ・事務委託先をビーズからMAコンベンション・コンサルティングに変更	・日本受精着床学会に倫理委員会設置 ・FORM会（飯塚理八代表）発足 ・生殖バイオロジー東京シンポジウム（鈴木秋悦代表）発足 ・生殖補助医療により出生した子の親子関係に関する要綱中間試案（法制審議会生殖補助医療関連親子法制部会）
平成15（2003）年	・第48回学会（東京都）を日本受精着床学会と併催 ・生殖医療指導医資格認定試験の実施開始 ・倫理委員会内規の制定 ・本学会編「新しい生殖補助医療技術のガイドライン」改訂第2版発行	・第5回A-PART世界カンファランス（加藤修会長、東京都） ・国際卵巣カンファランス（IOC，石塚文平代表）発足 ・精子・卵子・胚の提供等による生殖補助医療制度の整備に関する報告書（厚生労働省・母子保健課／生殖補助医療部会） ・初の国産ヒトES細胞（京都大学再生研） ・日産婦学会が代理懐胎禁止の見解
平成16（2004）年	・第49回学会（旭川市）を日本受精着床学会と併催	・神戸市の産婦人科医　大谷徹郎医師が着床前診断を実施、日産婦学会は除名処分 ・日産婦学会と根津八紘医師との和解成立、同医師は再入会 ・日産婦学会は着床前診断を含めた生命倫理のあり方を国に要望 ・第18回国際不妊学会　カナダ・モントリオール ・日本生殖医療心理カウンセリング研究会（久保春海代表）発足 ・JISART（高橋克彦理理事長）発足 ・ヒト胚の取り扱いに関する基本的考え方（総合科学技術会議案） ・総合科学技術会議がヒトクローン胚の研究を容認する方針を表明
平成17（2005）年	・第50回学会（熊本市）において創立50周年記念式典並びに記念事業 ・日本不妊学会を日本生殖学会と改称	・生殖医療エンジニアリング研究会（森崇英代表）発足

〔森　崇英：日本不妊学会過去20年の歩み（不妊学会50周年記念記事）．日不妊誌　50巻4号（印刷中）：2005より引用〕

索 引

- A acrosome reaction 8
  aneuploidy 41
  animaculism 2
  animaculist school 4
  aploidy 40
  ART 15, 91
  ART 施設 124
  ART 成績 30
  assisted reproductive techno-
    nology 15, 91
  aura seminaris 5
  AZF 領域 44, 45, 46
    microdeletion 45
    微小欠損 45
  azoospermia factor 44
- C c-mos 88
  catamenia 2
  cholionic villi sampling 17
  CSF 9, 88
  CVS 17
  cytostatic factor 9, 88
- E EG 細胞 107
  elongated spermatid 46
  ELSI 46
  embryo cloning 86
  embryonic stem cell 79
  epigenetic gene modification 82
  ES 細胞 79, 102, 107
  euploid 48
- F FISH 法 40
- G genomic imprinting 82
  germinal vesicle breakdown 8
  GIFT 15
  GVB 8
  GV 核プラスト 85
  GV 核移植 85
- H HEFA 68
  heteroplasmy 83
  HFEA 57, 102
  hMG 33
  human fertilization and em-
    bryology act 107
  human fertilization and em-
    bryology authority 57
- I ICSI 10, 44, 45, 47
    患者へのカウンセリング 47
  intracytoplasmic sperm injec-
    tion 10, 44

- J JISART 125
- L liberalism 96
- M meiosis promoting factor 8
  MESA 45
  microdeletion 45
  microsurgical epididymal sperm
    aspiration 45
  MPF 8
  mtDNA 83
- N NT 85
  nuclear transfer 85
- O OHSS 28
  ooplasma transfer 82
  OT 82
  ovism 3
  ovist school 4
  ovum 4
- P PCR 法 40
  PGC 82
  PGD 17, 48
  PGS 17, 48
  postimplantation genetic dia-
    gnosis 48
  preembryo 99
  preimplantation genetic dia-
    gnosis 17, 48
  preimplantation genetic
    screening 17, 48
  primodial germ cell 82
  principalism 97
  private policy model 55
  public policy model 55
- Q QOL 93
  quality-of-life view 93
- R reproductive bioethics 112
  reproductive cloning 80, 81
  reproductive dignity 73, 93
  reproductive engineering 79, 80
  reproductive medical organi-
    zation 126
  reproductive wastage 39
  RMO 126, 127
  ROSI 46
  round spermatid 46
  RTAC 125
- S sanctity-of-life view 93
  send and soil theory 2
  SOL 93
  spare embryo 101

- sperm capacitation 7
  surrogacy conception 66
  surrogate conception 66
- T TESE 45
  testicular sperm extraction 45
  therapeutic cloning 81
  two-cell block (2-cell block) 10
  TY4 培地 10
- V VLA 57
  voluntary licensing authority 57
- W Warnock 報告 57
- Y Y 染色体異常 44
  Y 染色体微小欠失 47
- Z ZIFT 15

あ
アイデンティティ 94
アガトン 95
アリストテレス 2, 94
アンドロロジー 17

い
飯塚理八 14
意識調査 国民の── 58
異数性異常 41
イデア論 95
遺伝子修飾 82
遺伝子診断 着床前── 17
遺伝子刷り込み 82
医の倫理 94
インディビデュアリティ 94

う
ウィッテン 10
上原 剛 11

え
エトス 94
エドワーズ 12, 18
円形精子細胞 46
　　──注入法 46

お
オースチン 7
親子関係 60

索引

か
カウンセリング 76
　　──体制 124
核移植 85
片桐千明 10
カタメニア 2
各国の対応
　　着床前診断 49
　　非配偶者間生殖補助医療 55
借り腹 57, 66
患者へのカウンセリング 47
カント 95

き
帰属
　　配偶子の── 111
　　胚の── 111
ギフト法 15
ギリシャ時代 2

く
空海 114
グラーフ 4
クローン技術規制法 103
クローン人間 79
クローン羊 79, 103

け
経験論 95
血縁主義 63
見解
　　顕微授精法の臨床実施に関する
　　　── 44
　　体外受精・胚移植に関する── 27, 28
　　代理懐胎に関する── 67
　　着床前診断に関する── 50
　　ヒト精子・卵子・受精胚を取り扱う研究に関する── 107
原始線条 99
減数手術 35
原則主義 97
減胎手術 35
現代生命倫理学 97
現場主義 62
顕微授精 16, 44
顕微授精法の臨床実施に関する見解 44
ケンブリッジ学派 12
権利論 98

こ
公共政策方式 55
合計特殊出生率 31
孔子 97
厚生労働省 58
　　山縣調査 58
　　生殖補助医療専門委員会 37, 58
　　生殖補助医療部会 37, 58
　　矢内原調査 58
公的管理運営機関 125
功利主義 96
国策医療 少子化対策 122
国民の意識調査 58
個体性の尊厳 73
子どもの権利条約 75
混数性異常 41

さ
細胞質移入 84
細胞静止因子 9
サロガシー 66

し
シェトルズ 12
シェンク 8
始原生殖細胞 82
自主政策方式 55
自然淘汰 39
実用主義 96
ジフト法 15
社会医学的意義 64
習慣流産 41
自由主義 96
絨毛診断 17
儒教 97
受精の発見 5
受精胚クローニング 86
出自を知る権利 71
出生率 合計特殊── 31
種と畑説 2
少子化対策 32
　　国策医療 122
人格的自己 94
人工子宮 82
人口動態 31
自己卵核移植 85, 86
伸長精子細胞 46
　　──注入法 46
心理カウンセラー 119
診療・研究に関する倫理委員会 28

す
ステプトー 13
スパランツァニー 5, 17

せ
精気アウラ 5
生産率 30
生児獲得率 30
精子学派 4
精子形成 44
精子受精能獲得 7
精子説 2
精子の発見 4
生殖医学の登録に関する委員会 28
生殖医学・医療 91, 92, 93
　　生命観 93
　　絶対観 93
　　相対観 93
　　倫理規範 93
　　倫理的特性 91, 92
生殖医学機構 126
生殖医学的意義
　　生殖補助技術の── 91
生殖遺伝カウンセラー 120
生殖医療
　　実施体制 117
　　チーム診療 117
生殖医療指導医 117
生殖医療専門医 117
生殖エンジニアリング 109
　　概念 79
　　定義 80
生殖技術認定委員会 125
生殖クローニング 80, 81
生殖工学 109
生殖生命倫理学 91, 112
生殖専門看護師 118
生殖の尊厳 73, 93
生殖補助医療 21, 55
　　配偶者間── 21
　　非配偶者間── 55
生殖補助医療関連親子法制部会 60
生殖補助医療技術 15
生殖補助医療専門委員会 58
生殖補助医療部会 58
生殖補助技術 91
　　生殖医学的意義 91
生殖ロス 39
正数染色体 48
精巣上体精子回収法 45
精巣精子抽出法 45
生物学的自己 94
生命観 93

索　引

生命倫理　109
生命倫理学　94
　　　現代——　97
　　　生殖——　91
生殖の尊厳　ヒト——　61
絶対観　93
染色体異常　39, 40, 42
　　　ヒト精子　43
　　　ヒト卵子　42
　　　ヒト胚　40
　　　異数性異常　41
　　　混数性異常　41
　　　倍数性異常　40
染色体異常胚　41
染色体不分離　42
先体反応　8
前胚　99

そ

荘子　97
相対観　93
尊厳
　　　個体性の——　73
　　　生殖の——　73, 93
　　　ヒトゲノムの——　110
　　　ヒト生殖の——　61

た

対価　72
体外受精
　　　ヒト　12
　　　生産率　30
　　　生児獲得率　30
　　　妊娠率　30
　　　費用　31
体外受精学　6
体外受精・胚移植に関する見解　27, 28
体外受精等に関する委員会　28
体細胞核移植　88
代理懐胎　66
代理出産　66
代理母　68
多胎出産率　33
多胎妊娠　33
　　　減数手術　35
　　　減胎手術　35
　　　発生頻度　33
脱血縁主義　63
團ジーン　8

ち

着床後診断　48
着床前診断に関する見解　50
着床前遺伝子診断　17
着床前診断　48, 49
　　　各国の対応　49
着床前胚スクリーニング　17, 48
着床前胚診断　48
チャン　7
調節卵巣刺激　15
治療クローニング　81

て

デカルト　3, 95

と

道教　97
道具主義　96
凍結保存　16
道徳律　96
徳島大学医学部倫理委員会　22
特定胚　103, 104
特定胚指針　103
特定不妊治療　122
匿名性　72

に

二元論　95
新渡戸稲造　97
日本産科婦人科学会
　　　顕微授精法の臨床実施に関する見解　44
　　　体外受精・胚移植に関する見解　27, 28
　　　代理懐胎に関する見解　60, 67
　　　多胎妊娠に関する見解　34
　　　着床前診断に関する見解　50
　　　胚提供による生殖補助医療に関する倫理委員会見解　60
　　　ヒト精子・卵子・受精胚を取り扱う研究に関する見解　107
日本産科婦人科学会会告　29
日本受精着床学会
　　　減数手術　35
　　　代理懐胎に関する見解と提言　67
　　　非配偶者間生殖補助医療の実施に関する見解　60, 74
日本生殖補助医療標準化機構　125
日本不妊学会　46, 47
　　　Y染色体微小欠失　47
日本母性保護産婦人科医会　36
人間学　97
妊娠率　30

は

ハーヴェイ　3
ハートヴィック　6
胚　111
配偶子　109, 111
配偶子形成（法）　86, 87, 88
配偶子の帰属　111
配偶者間生殖補助医療　21
倍数性異常　40
胚スクリーニング
　　　着床前——　17, 48
胚性幹細胞　107
胚性生殖細胞　107
胚提供　69
胚の帰属　111
胚培養士　119
胚保護法　107
パターナリズム　94
発生頻度　33
林　基之　12
パレルモ　11
ハンター　17
反復体外受精不成功　41

ひ

ビーガス　10
ビオス　94
ヒトES細胞指針　103
人クローン胚　103, 105
ヒトゲノム　110
　　　——の尊厳　110
ヒト受精・胚研究法　107
ヒト受精胚　98
ヒト精子　43
　　　——・卵子・受精胚を取り扱う研究に関する見解　107
　　　染色体異常　43
ヒト生殖の尊厳　61
ヒト体外受精　12
ヒト胚　40, 102
　　　——核移植胚　86
　　　——性幹細胞　79
　　　——分割胚　86
　　　染色体異常　40
ヒト卵子　42
　　　染色体異常　42
非配偶者間生殖補助医療　55
　　　カウンセリング　76
　　　血縁主義　63
　　　現場主義　62
　　　社会医学的意義　64
　　　出自を知る権利　71
　　　対価　72

索　引

脱血縁主義　63
匿名性　72
ヒポクラテス　2, 95
　　──の誓い　2
費用　31
微小欠損　45
平本幸男　10
ピンカス　8

ふ
ファブリキウス　3
不妊看護認定看護師　118
プラトン　94
ブリンスター　10
分子遺伝学　40
分裂静止因子　88

へ
ベアー　4
ベーコン　18, 95
ヘテロプラスミー　83
ベネデン　6

ほ
法務省　58
　　親子関係　60
　　生殖補助医療関連親子法制部会　60
　　民法　60
　　要綱中間試案　60
母子関係の法規定　68
母体年齢　38
　　流産率　38
母体保護法　35

ま
増井禎夫　8

み
ミトコンドリアDNA　83
民法　60

む
無精子症因子　44

め
メルボルン学派　14
メンキン　12

も
孟子　97

や
矢内原調査　58
柳町隆造　11
山縣調査　58

ゆ
ユウダイモニア　95

よ
要綱中間試案　60
余剰胚　101

ら
卵核胞崩壊　8
卵管内移植　15
卵細胞質移入　82

卵細胞質内精子注入法　10
卵子学派　4
卵子説　3
卵子提供　69
卵子の発見　4
卵成熟分裂促進因子　8
卵の若返り法　83, 85

り
リプロダクティブ・ヘルス　37
リプロダクティブ・ライツ　37
流産　37
流産率　38
臨床エンブリオロジスト　119
臨床心理士　119
倫理規範　93
倫理特性　91, 92
倫理認識　109

る
ルイーズ・ブラウン　13

れ
レーヴェンフック　4

ろ
老子　97
ロック　12

わ
Y染色体微小欠失　47
Y染色体異常　44
わたしの言い分　25

おわりに

　本書は生殖医療に携わってきた者の立場から、折に触れて生殖医学・医療の科学技術と生命倫理について著者の考えをまとめたものである。

　平成9年京都大学を退官してから、研究の現場を離れても臨床の現場に引き続いて身を置いている。患者さんの声に耳を傾ける時間も現職時代よりはるかに長く、今までは気付かなかったことも多い。そして、日本の生殖医療の実質的な推進力となっている私的な生殖医療センターの方々との交流の機会も多くなった。今日的な患者本位の診療に使命感を感じ、その姿勢に心を打たれることもままある。一般社会には不妊治療の現場の実態が案外知られておらず、不妊症とは無縁とお考えの大多数の社会の人々に、そして不妊治療の体制や医学研究政策の決定に与る方々に知って頂きたいというのが偽らざる著者の願いである。

　平成16年5月の連休あけに執筆を始めてから9月初めに脱稿するまでの僅か4ヶ月の間にも、生殖医療の科学と倫理を巡る国内状況について、さまざまな動きが報道された。着床前診断やクローン胚研究、夫の凍結精子を用いた死後生殖や男女産み分けなどである。事態はなお流動的、過渡的である。これらの課題にどう対処すればよいのか、未来への回帰を求めて歴史の評価に耐えられる判断を下すため、いま社会の英知が問われている気がする。本書がその一助となれば幸いである。

　執筆にあたり、国内外の沢山の方々から資料や文献のご提供また献本を頂いた。お許しを得て何点かを引用させて頂いた。深謝する次第であります。

　最後に、本書の出版をご快諾頂いた永井書店の松浦三男社長に厚くお礼申し上げます。

平成16年9月

森　崇　英

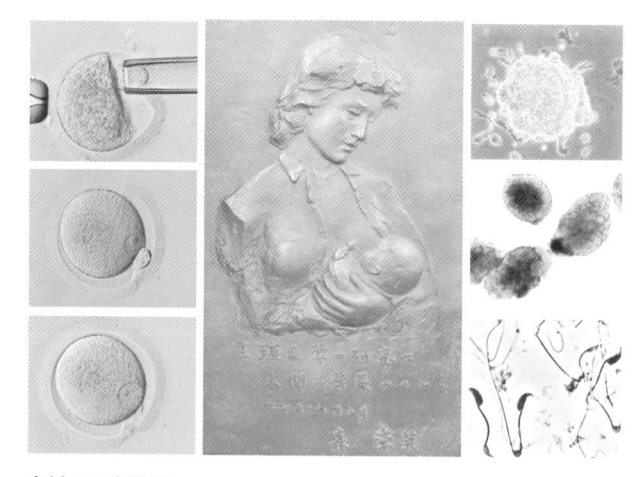

表紙の写真説明

左側：ヒト卵核胞（GV）期卵の核移植（コーネル大学・竹内巧博士提供）

上段の写真は除核ヒト卵囲卵腔内へのGV核移植，中段は電気融合中，下段は融合終了後の再構築卵．

中央：徳島大学・体外受精ラボの母子像（田神稔夫作）

右側：マウスES細胞により成熟精子の形成（三菱化学生命研・野瀬俊明博士提供）

上段の写真はマウスES細胞，中段はES細胞から形成された胚様体で，Vasa陽性細胞は青色で識別される．下段はES由来生殖細胞を生体に移植して分化させた成熟精子．

| 生殖の生命倫理学 | ISBN 4-8159-1714-0　C3047 |

平成17年3月20日　第1版印刷　　　　　　　　　〈検印省略〉
平成17年3月25日　第1版発行

　　著　　者　　森　　　崇　英
　　発　行　者　　松　浦　三　男
　　印　刷　所　　服部印刷株式会社
　　発　行　所　　株式会社　永井書店
　〒550-0003　大阪市福島区福島8丁目21番15号
　　電話 06 (6452) 1881 (代表) / ファクス 06 (6452) 1882

　東京店
　〒101-0062　東京都千代田区神田駿河台2-10-6
　　電話 03 (3291) 9717 (代表) / ファクス 03 (3291) 9710

Printed in Japan　　　　　　　　　　　©MORI Takahide, 2005

・本書の複製権・翻訳権・上映権・譲渡権・公衆送信権 (送信可能化権を含む) は，株式会社永井書店が保有します．
・ **ICLS** 〈(株) 日本著作出版権管理システム委託出版物〉
本書の無断複写は著作権法上での例外を除き禁じられています．複写される場合には，その都度事前に (株) 日本著作出版権管理システム (電話 03-3817-5670，FAX 03-3815-8199) の許諾を得て下さい．